W0380831

Sylvie EVRARD

Françoise VIENNOT

“Tout ce que vous avez toujours voulu savoir sur le Polyhandicap sans jamais oser le demander”

Illustrations Emmanuel Chaunu

HANDY RARE & POLY

ÉDITIONS Charles CORLET

FRATERNITÉ

SOMMAIRE

Témoignage de Monsieur Charles CORLET

Témoignage sur l'association Handy, Rare et Poly
de Martine BEAUCUSE, Françoise VIENNOT

Témoignage de Jean ROCHEFORT

Témoignage d'Yves DUTEIL

1. Qu'est ce que le polyhandicap ? .... p. 15

Témoignage de Mylène LEPEUTREC (journaliste)

Témoignage de Bernard GOULEY (écrivain)

Témoignage de Anne-Marie NICOLAS (maman et infirmière anesthésiste)

2. Révélation du diagnostic .... p. 18

Témoignage d'Anne-Marie NICOLAS

Témoignage de Frédéric RAIMBAULT

Témoignage de Christine PICHONNIER

Témoignage de Nadine LESAGE

3. Prise en charge précoce .... p. 23

4. Intégration .... p. 24

Témoignage de Christelle et Dominique LEFORESTIER

5. Stimulations .... p. 27

Stimulation auditive

Témoignage de Jacqueline Fortin (professionnelle)

Stimulation visuelle

Témoignage de Mme le professeur Annie BAROIS

6. La dépendance .... p. 31

7. Dépendre de la dépendance .... p. 33

8. Le regard des autres .... p. 34

9. Le regard de la rue .... p. 36

Témoignage de Martine BEAUCUSE (maman)

Témoignage de Gérard NGUYEN, (papa et médecin)
Association Quelque Chose en Plus, Vaucresson et Rett Syndrome Europe

Témoignage de Monsieur Bernard THOMASSE, président CPAM

10. Carence de structures .... p. 41
Témoignage de Francis ROQUE (papa et président de ADEPO)

11. Relations Familles – Professionnels .... p. 43
Témoignage de Monsieur Éric JONET, directeur d'établissement
Témoignage de Monsieur Pierre REMADI, inspecteur de l'Action Sanitaire et Sociale, DDASS du Calvados
Témoignage de Flavie, étudiante
Témoignage de monsieur le professeur François LEROY

12. Qualité des professionnels .... p. 48
Témoignage de Monsieur Philippe GAUDON (professionnel du Médico Social)

13. Individualisation du projet de vie .... p. 52
Témoignage de Florence COSPAIN

14. Sensibilisation .... p. 54
Témoignage des grands-parents de Charline
Associations
Témoignage de Christine PICHONNIER

15. Pourquoi un statut pour l'adulte polyhandicapé .... p. 56

16. Leur vie d'adulte .... p. 59

17. Leur aptitude au bonheur .... p. 60
Témoignage de Christelle LEFORESTIER

18. Les aides techniques et humaines .... p. 62
Témoignage de Cristelle LEFORESTIER

19. Le " combat " .... p. 64
Les Mères

20. Le défi .... p. 68
« De la déficience au Handicap... la société en Question »
Nicole LOMPRE (philosophe, psychanaliste)

21. Lettre ouverte au public et aux pouvoirs publics .... p. 73
Témoignage de Jérôme Bruneaux

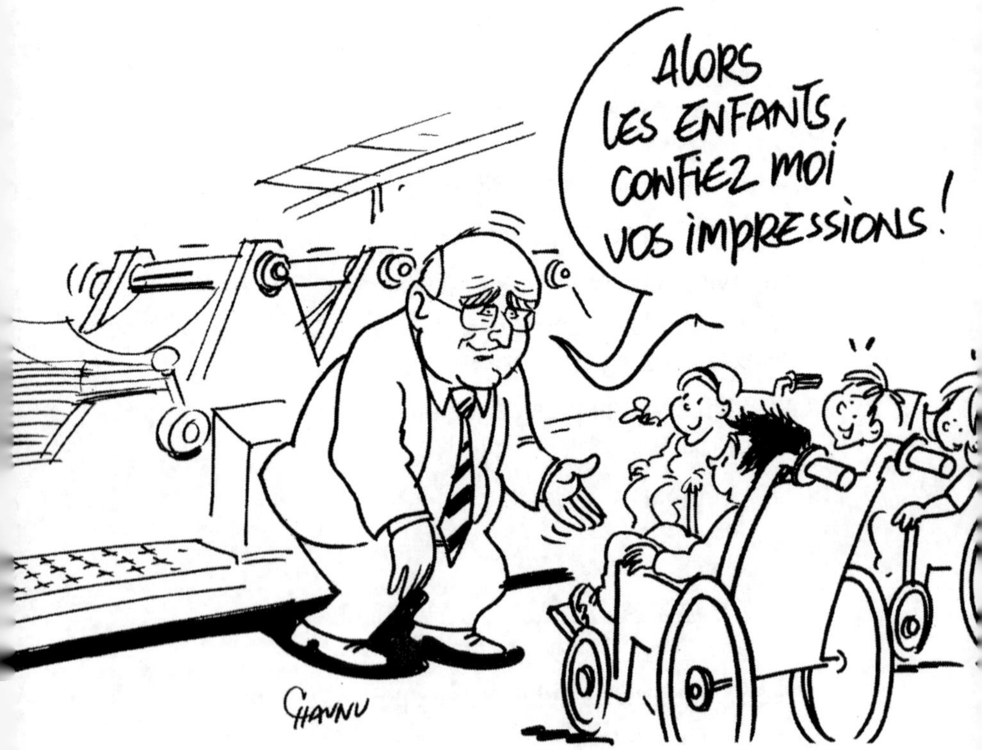
ALORS
LES ENFANTS,
CONFIEZ MOI
VOS IMPRESSIONS !
CHAUNU

« Cela fait maintenant deux années que mon épouse et moi-même rencontrons régulièrement, peut-être pas assez, les familles de **Françoise Viennot** et **Sylvie Évrard** qui ont écrit l'ouvrage ***Notre Pied de nez au destin***.

Chacune de nos rencontres est une joie profonde de revoir le sourire de Clément, l'espièglerie et les progrès de Manon.

La vie suit son cours avec des périodes plus denses les unes que les autres. Il faut gérer jour après jour tous les problèmes spécifiques qui se présentent.

Mais l'amour au quotidien, la force de caractère de ces parents et ces familles formidables font que la vie redevient normale.

Cependant, il faut aller plus loin, prendre dès à présent toutes les dispositions organisationnelles et financières pour préparer l'avenir de ces enfants. Tout est là !

Si l'on veut redonner courage et bonheur à ces familles, aidons l'association **Handy Rare et Poly** en faisant connaître l'ouvrage de **Chaunu** dont l'intégralité des ventes sera reversée à l'association... »

Charles CORLET

« Handy Rare et Poly… *Cette association qui est la nôtre :*

Créer une association est une démarche altruiste :

- c'est un désir d'union pour faire avancer les choses,
- c'est un désir d'union pour apporter son aide,
- c'est un désir d'union pour rendre les autres plus heureux,
- c'est un désir d'union pour se sentir plus fort en équipe,
- c'est un désir d'union pour s'apporter les uns aux autres… ainsi on pourrait citer bon nombre d'autres raisons qui font la force d'une association.

En fait, une association c'est aussi une société en réduction.
Comme dans la société :

- Il y a ceux qui après avoir passé le temps de la réflexion veulent faire bouger les autres et s'engagent dans l'action.
- Il y a ceux qui préfèrent rester dans la réflexion (ça peut être constructif) dans l'expectative (c'est souvent par crainte des réactions des autres…).
- Il y a ceux dont la seule action sera de s'opposer à ceux qui préconisent l'action. C'est souvent un état d'esprit particulier. Ils se donnent l'impression de participer et d'être utiles…

Mais c'est également grâce à l'écoute et à de gros conflits que l'on peut avancer… Il faut savoir s'écouter les uns les autres… et toujours progresser dans un esprit d'équipe avec humilité. Au sein d'une association, l'individu ne compte pas en temps que tel, c'est ce qu'il apporte à l'équipe pour créer une force collective qui représente une richesse.

Beaucoup de personnes adhèrent à une association car ils attendent beaucoup de cette association.

Recevoir, c'est bien, mais il faut savoir apporter sa contribution si minime soit-elle. Il n'y a pas de petites actions et toute participation des uns et des autres apporte un plus : c'est une entraide commune qui permet, en regroupant les forces, la réalisation d'actions.

Handy Rare et Poly est notre association. Tous ensemble nous avons toujours envie d'aller plus loin dans ce combat quotidien qui est celui de réduire la différence que portent en eux nos enfants et adolescents polyhandicapés.

En tant que parents, pour la reconnaissance et l'épanouissement de nos enfants, notre association a été amenée à entrer dans une démarche plus combative auprès des pouvoirs publics :

INFORMER POUR ÊTRE CONNU,
SENSIBILISER POUR ÊTRE RECONNU,
CONVAINCRE POUR ÊTRE ENFIN ENTENDU

Nos enfants sont *vivants*. Ils ont leur place dans notre société. **Il y a des lois sur le papier**... mais il reste un point fondamental : *respecter ces lois et les appliquer*. Il faut beaucoup de courage et de ténacité pour se faire entendre...

... ***Mais nous y croyons et nous ne lâcherons pas... notre plus forte motivation ?... le regard de nos enfants sans défense qui ne demandent qu'à être protégés...*** »

Martine Beaucuse & Françoise Viennot

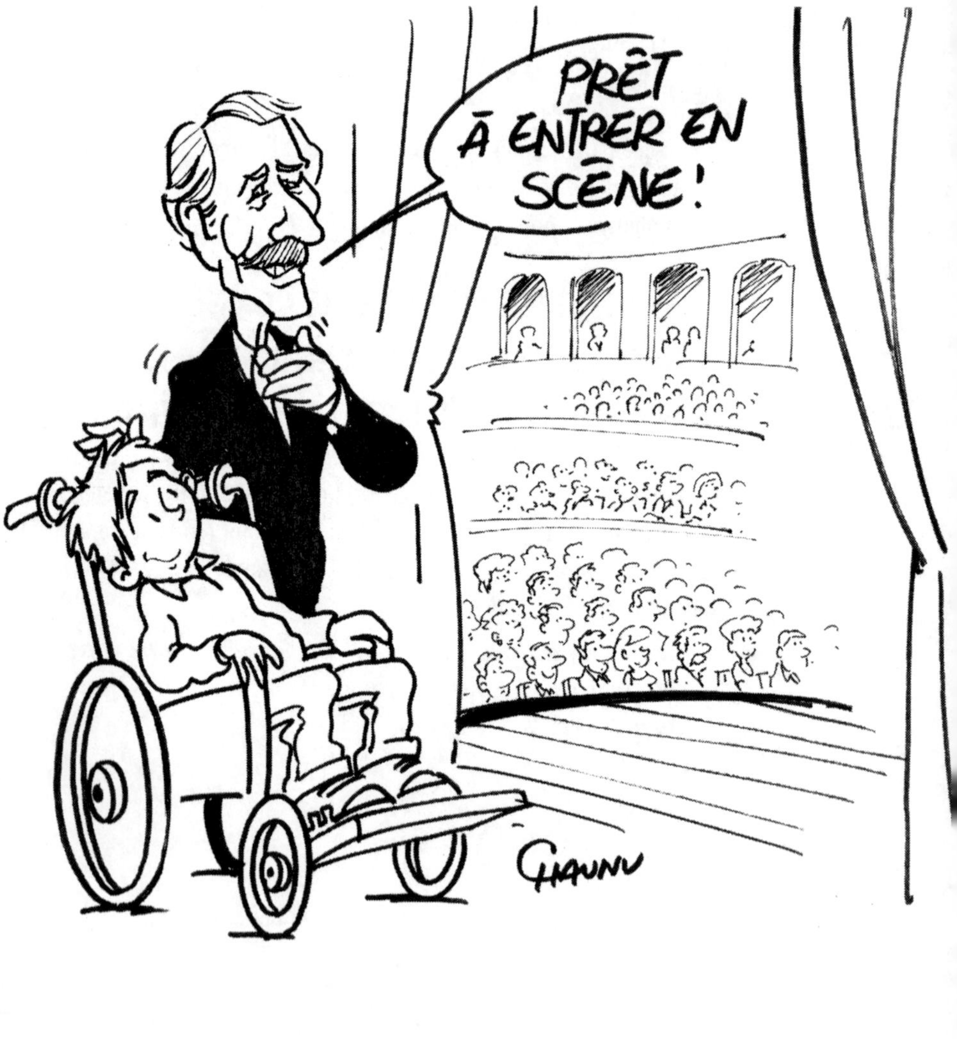
PRÊT À ENTRER EN SCÈNE !
CHAUNU

« La différence, elle est oppressante, incontournable.

Le père ne peut rêver, rivaliser quelque temps encore avec son fils, sur trois tours du jardin, arrivée prévue à la balançoire…

La mère ne peut rêver du léger agacement ressenti en constatant que sa fille a “ *chouravé* ” ses talons hauts.

Tous ces chagrins !!!

Alors à nous, “ *les autres* ”, de vous entourer, pas de compassion, pas de “*pouétique* ” !!!…

De la vie tout de suite,

Demander à la maman, d'un regard, vous les hommes, d'être avant tout une Femme,

Et d'un regard vous les femmes faites du papa un Homme,

Tapez fort !

Ne pas hésiter, au dessert à s'écrier : “ *hé ben, il est plutôt loupé vot' gamin !* ”… rire ensemble un bon coup, puis se prendre la main un laps de temps mais très court, et éventuellement pleurer ensemble mais pas longtemps non plus.

Puis le dessert fini, allez au jardin, jouez aux boules et ne pas hésiter à dire bien haut, même si vous avez un doute : “*je crois bien que Jérôme a souri quand j'ai touché le cochonnet* ”…

Cette fois, elle l'aura pour un moment dans le dos…

la différence ! »

Jean ROCHEFORT*

*Jean ROCHEFORT a joué pendant la saison 1969-1970 le rôle du papa d'un enfant polyhandicapé dans la pièce de Peter Nichols *Un jour dans la mort de Joe Egg* aux côtés de Marthe KELLER.

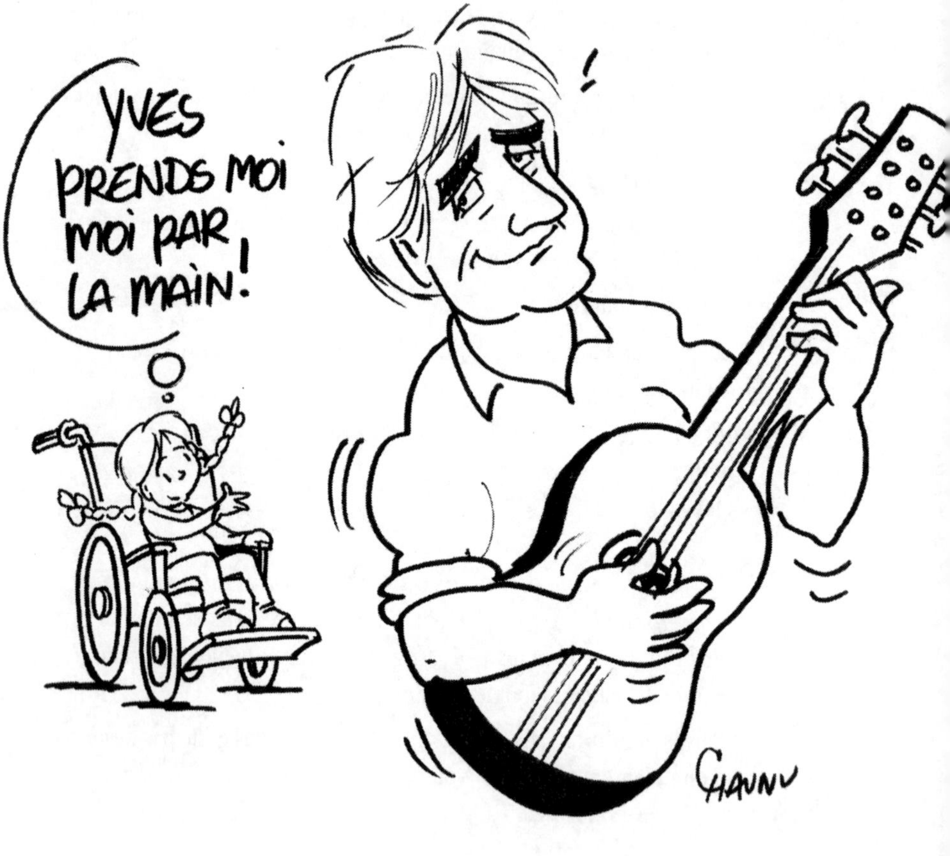
YVES
PRENDS MOI
MOI PAR
LA MAIN!
!
CHAUNU

« Un enfant, quel qu'il soit, dit toujours " *regarde-moi !* "...

Et ce regard nous suit toute la vie.

Nous avons besoin du regard des autres pour affirmer notre existence. Nous n'existerions plus sans lui.

Compassion, écoute, attention, sont les bases de notre reflet sur le monde qui nous accueille.

" *L'in-différence* " serait la négation de tout être vivant puisque aucun d'entre nous n'est semblable...

Soyons à l'écoute de cette soif d'amour, de ce besoin d'être, de cette réalité incontournable qui s'impose à certains sans qu'ils aient rien fait pour cela.

Nous portons tous un handicap, visible ou non, qui nous fait peur, en secret. C'est un combat quotidien que nous menons face à ceux qui nous entourent.

Partageons-le avec ceux qui le portent dans leur chair, dans leur esprit, dans leur famille.

Portons-les aussi un peu dans nos cœurs... La charge en sera peut-être un peu moins lourde pour chacun... »

Yves DUTEIL

1
Qu'est-ce que le polyhandicap ?

Selon le décret du 29 octobre 1989, le polyhandicap est défini comme :

…« handicap grave à expression multiple associant déficience motrice et déficience mentale sévère ou profonde et entraînant une restriction extrême de l'autonomie et des possibilités de perception, d'expression et de relation »…

Cette définition légale ne traite que des enfants. L'enfant polyhandicapé, parce qu'il est régi par les **Annexes 24 Ter** (lorsqu'il est en institution) relève d'une reconnaissance.

Mylène LEPEUTREC (journaliste)

« **Polyhandicap ?** Quel terme barbare me suis-je dit quand je l'ai entendu pour la première fois. De quoi s'agit-il et qui peut bien être concerné ? Premier constat. Ce handicap qui change à chaque fois de visage et qui est synonyme de perte grave d'autonomie nous concerne tous. Chaque année naissent 1 000 à 2 000 enfants polyhandicapés malgré les efforts de prévention et les progrès de la médecine.

En allant à la rencontre de ce monde du polyhandicap qui me paraissait si lointain, j'en ai retiré beaucoup d'enseignements et une sacrée leçon de vie. Tout d'abord les parents d'enfants polyhandicapés ne sont pas des êtres exceptionnels. En parler dans ces termes c'est déjà marquer une différence et brouiller la réalité. Ce sont des parents et des éducateurs tout simplement, qui croient en leurs enfants, ont envie de les voir progresser et se battent pour leur avenir. Des souhaits bien légitimes et ordinaires et pourtant " *on galère souvent seuls dans notre coin, avec nos enfants qui n'intéressent personne* " comme me l'a confié une maman. Voilà le message à faire passer en priorité auprès des pouvoirs publics, des institutions, des professionnels et du grand public. Plonger dans le quotidien de ces familles, c'est constater aussi que peu d'entre elles baissent les bras alors que leurs motifs de souffrance et de découragement sont nombreux. C'est le nombre infime de places dans les structures éducatives ordinaires pour les jeunes polyhandicapés, la quête longue et souvent infructueuse pour une prise en charge adaptée près du domicile, le manque cruel de places dans les établissements spécialisés à l'âge adulte. Et toujours cette impression de quémander et de ne jamais jouir de ses pleins droits. Auprès de ces familles, le mot exclusion prend tout son sens. En qualité de journaliste, je ne peux pas ignorer leur combat et leur profond désir de reconnaissance par la société. **Le polyhandicap doit sortir de l'ombre.** »

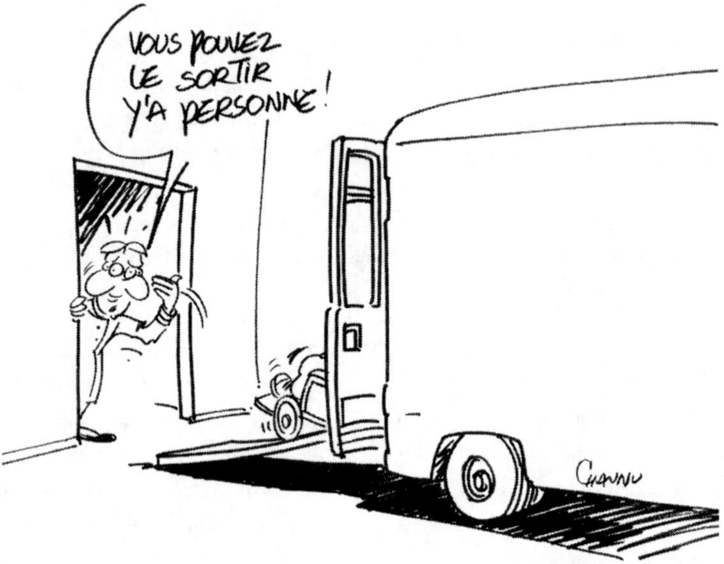

Bernard GOULEY (écrivain)

« ***Nos regards…***

Avouons-le, nous avons tous le même réflexe. Rencontrons-nous dans la rue une petite voiture véhiculant un être déformé, aux mouvements parfois erratiques, dodelinant de la tête – bref pas comme nous – notre premier mouvement est de tourner la tête ou de changer de trottoir. Surtout ne pas croiser son regard ou celui de son père ou de sa mère qui pousse le fauteuil roulant.

Si nous ne fuyons pas ce spectacle, nous découvrons bientôt la richesse de ces regards-là : Richesse de souffrances et d'amour qui soude ces deux êtres, celui qui pousse et celui qui est poussé et qui dépend en tout de la tendresse du premier.

Lorsque je croise un de ces polyhandicapés, je pense à ces pages d'Évangile où Jésus accueille les paralytiques, les aveugles, les lépreux (pas de polyhandicaps à l'époque !) que ses disciples veulent écarter. Il croise leur regard et leur demande ce qu'ils veulent avant de les guérir. Ce n'est pas un miracle passif, mais une collaboration entre deux êtres qui se reconnaissent l'un l'autre et s'aiment.

Le regard de François d'Assise, de Gandhi ou de Mère Térésa devait avoir la même intensité, traduire le même appel à celui qui souffre, qui a tant besoin de la reconnaissance des autres. En ces instants le regard récapitule tout de la condition humaine.

Avez-vous remarqué que l'enfant handicapé est souvent le "*préféré*" de ses parents ? C'est qu'il ne s'agit pas d'une chose, d'un légume, mais d'un être humain capable de rendre au centuple l'affection qu'on lui donne. Ces enfants-là sont précieux, attachants, comme Jean Vannier nous l'a montré dans toute son œuvre.

"*Un jour, ils seront comme les autres*", ainsi que le disait Charles de Gaulle lorsque sa fille Anne est morte.

La prochaine fois que nous croiserons un polyhandicapé et son accompagnateur, ne fuyons pas leur regard, offrons-leur le nôtre, **solidaire...** »

*

Anne-Marie NICOLAS (maman et infirmière anesthésiste)

« Je suis maman d'un petit garçon, Paul, qui a aujourd'hui dix ans. A l'âge de deux mois, il a fait une mort subite, il ne s'est pas réveillé. Je suis infirmière anesthésiste, j'ai su quoi faire et je l'ai réanimé.

Paul est là ; c'est un enfant comme les autres, enfin, certes un peu différent parce qu'il ne bouge pas, il ne parle pas ; en plus, il n'y voit presque pas, mais on a l'impression qu'il comprend beaucoup de choses pour ceux qui veulent prendre le temps de l'écouter. Il nous reste donc une chose à faire : il faut bouger, foncer, s'occuper de notre enfant, lui fabriquer une vie et une vie digne de ce nom.

Nous, parents d'enfants polyhandicapés, nous ne sommes pas formidables – nous l'entendons souvent, trop souvent : nous essayons simplement de vivre le plus normalement possible avec le handicap et ce n'est pas tous les jours facile. Jusqu'à son âge de deux mois, notre vie était facile, nous étions les plus heureux du monde ; puis, en quelques secondes, tout bascule. Le polyhandicap n'est pas nécessairement dû à un problème pendant la grossesse, à un problème génétique ou à un accident à la naissance. Cela peut arriver à tout le monde, tout simplement les séquelles d'un accident domestique, et vous, demain, serez peut-être à votre tour des parents formidables. Non ! Je ne le souhaite vraiment à personne !

Mais nos enfants sont dépendants à 100 % ; ce sont de grands bébés. La plupart des gens ne savent même pas qu'ils existent ; évidemment, pour eux, c'est difficile de faire de l'audimat sur un plateau de télévision. »

2

Révélation du diagnostic

Dès 1989, la circulaire sur la prise en charge des enfants polyhandicapés dit :
« l'annonce du handicap ne saurait être que continue et progressive ».

Nous ne pensons pas qu'il puisse exister une " *bonne annonce* " mais il en est sûrement de moins mauvaises.

Le traumatisme est forcément présent à l'annonce d'un handicap mais il peut être majoré si la révélation est maladroite, expéditive...

Même si l'on n'accepte ***jamais*** l'inacceptable, les parents ont besoin d'une annonce claire, de croire en les compétences de leur enfant, de savoir ce qu'il est possible de faire à la sortie de la maternité.

Bref, de faire connaissance avec la mauvaise fée qui s'est penchée sur le berceau de leur enfant...

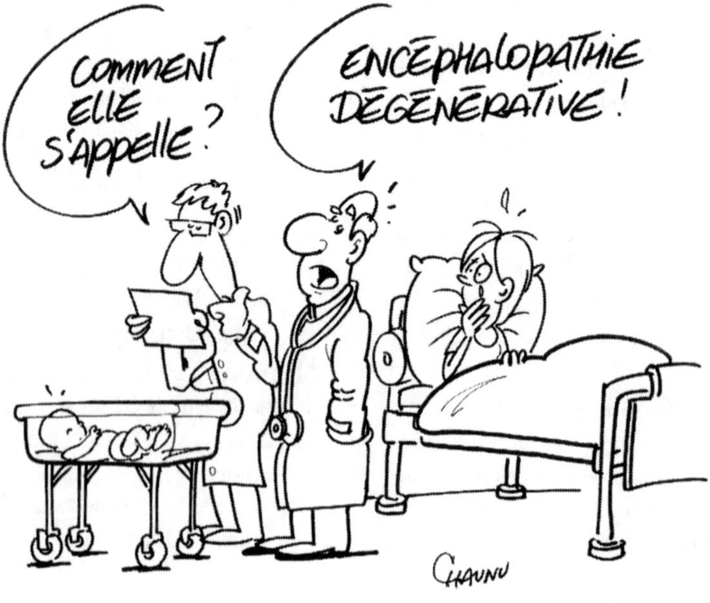

Anne-Marie NICOLAS (maman)

« Le verdict est tombé, communiqué à moi, mon mari, ma famille : « *Madame, votre enfant va vivre.* Oui, comme cela : *Madame votre enfant va vivre ; à moins qu'il ne supporte pas l'extubation* »... Lorsque nous sommes rentrés à la maison on nous a souhaité « *bon courage* »...

*

Frédéric RAIMBAULT (papa)

« ***Un drôle d'anniversaire :***

7 octobre 2000. Voilà 35 ans que je suis né et me voici avec Laurence, ma femme, et Justine ma fille de deux ans en consultation chez un neurologue En effet, depuis près d'un an maintenant, Justine n'a pas connu une évolution normale pour son âge : elle ne marche pas, ne parle pas et a perdu l'usage de ses mains (la gauche ne servant plus qu'exclusivement à un mouvement incessant vers sa bouche).

Voilà donc un an que l'inquiétude grandit au fur et à mesure des rencontres avec les spécialistes : des pédopsychiatres dont les bilans plus ou moins obscures ne font que constater le décalage entre l'âge réel de Justine et l'âge déterminé par son état d'évolution ; des biologistes dont les examens sanguins et génétiques ne font qu'éliminer des pistes ; des radiologues constatant un scanner normal ; et d'autres médecins dont les examens sont plus ou moins concluants (électro-encéphalogramme, ponction lombaire, etc.).

L'inquiétude est donc présente mais l'espoir aussi, car si l'ignorance est porteuse de craintes, elle permet également d'envisager une possible guérison et pourquoi pas une guérison miraculeuse. En tout état de cause voilà quelques minutes que le neurologue nous dresse le bilan, hésitant à se livrer totalement et nous proposant un examen clinique supplémentaire pour examiner la piste qui...

“ *Arrêtez Docteur, allez-y, vous savez alors dites-nous, cela ne sert à rien d'attendre davantage.* ”

Et le verdict tombe : **Syndrome de RETT**, grave maladie génétique causant de graves troubles neuromusculaires dont l'évolution est variable d'une fille à l'autre (maladie touchant aujourd'hui les filles à 99%) et de toutes les façons, dégénérative.

Bref un diagnostic lourd... très lourd.

Alors, envolée l'inquiétude, envolé l'espoir, place à la douleur.

La douleur de voir s'effacer tous mes rêves de père partageant des moments de bonheur simple, remplis de rires d'amour et de complicité. La douleur de sentir se transformer ma fierté de père en crainte du regard de l'autre sur cette enfant handicapée de partout qui ne guérira pas.

Plus de futur, mais un avenir inconnu, sombre et triste !

Mais voilà, les jours se succèdent et Justine tous les matins se réveille en me regardant avec un grand sourire. Alors le présent s'éclaire et un sens nouveau à ma vie apparaît : faire sourire, faire rire ma fille, car quand ses yeux dans mes yeux elle éclate de rire alors mes rêves de bonheur simple, remplis d'amour et de complicité se réalisent... malgré tout. »

*

Christine Pichonnier (maman)

« A la naissance de Lucas tout paraissait normal. Ce n'est que le lendemain que le cauchemar a commencé. On est venu m'annoncer que Lucas avait une fente palatine qu'il avait du mal à boire, le lendemain on nous a orienté sur le CHU pour lui faire une prothèse au palais, un diagnostic (le premier) était posé **un Syndrome de PIERRE ROBIN.**

De retour à la maternité, il avait toujours de grande difficulté à s'alimenter malgré la prothèse.

Lucas n'est resté à la maison que 4 jours. Ensuite Centre Hospitalier 2 jours pour perte de poids donc nourrit par sonde, puis transfert en néonatologie pour troubles respiratoire et alimentaire, heureusement qu'il était dans ce service, il nous faisait une détresse respiratoire une semaine après.

Donc opéré d'urgence d'une coarctation aortique à un mois.

Les divers examens qui ont suivi ont mis en évidence un syndrome poly-malformatif pouvant évoquer un syndrome de CHARGE. Le diagnostic était fait à 3 mois Lucas présentait **un syndrome de CHARGE.**

Un an et demi a passé, quand LUCAS a pu rentrer définitivement à la maison.

Mais le quotidien reste tout de même très lourd. Lucas demande une grande attention mais propose tellement d'affection. Il est atteint du syndrome de CHARGE **mais également du syndrome de *l'amour.*** »

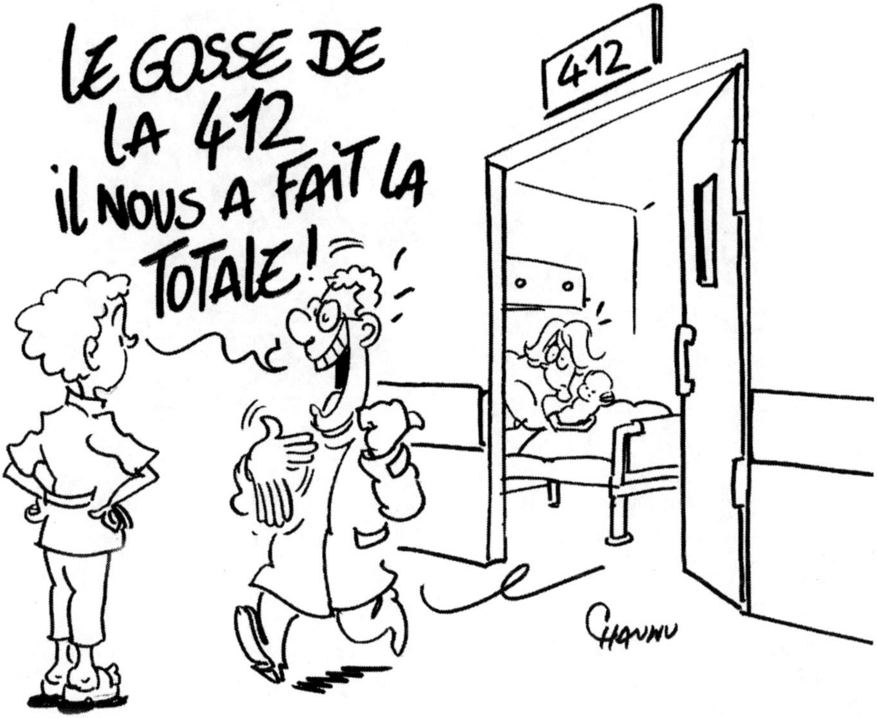
LE GOSSE DE LA 412 IL NOUS A FAIT LA TOTALE !
412
CHAUNU

Nadine Lesage (maman)

« *La fuite…*

Après plusieurs années de vie commune, j'avais décidé avec le père de mon fils d'avoir un enfant. La grossesse se passa sans problèmes particuliers, puis arriva l'accouchement, difficile, avec un peu de panique de la part du personnel médical. Puis le lendemain mon fils de 4 670 kg se retrouva avec les prématurés pour examens. Après trois semaines, il put rentrer à la maison.

Je me rendais bien compte que mon enfant ne réagissait pas tout à fait comme les autres mais les examens qu'il avait passés étaient normaux et comme il avait eu un début difficile, je lui trouvais des excuses. Puis à 5 mois, le pédiatre m'avoua que Rémy avait un problème et qu'il fallait faire des examens supplémentaires et aller sur Paris voir des spécialistes. Il me fit comprendre à ce moment que Rémy devrait intégrer une structure spécialisée afin de le stimuler.

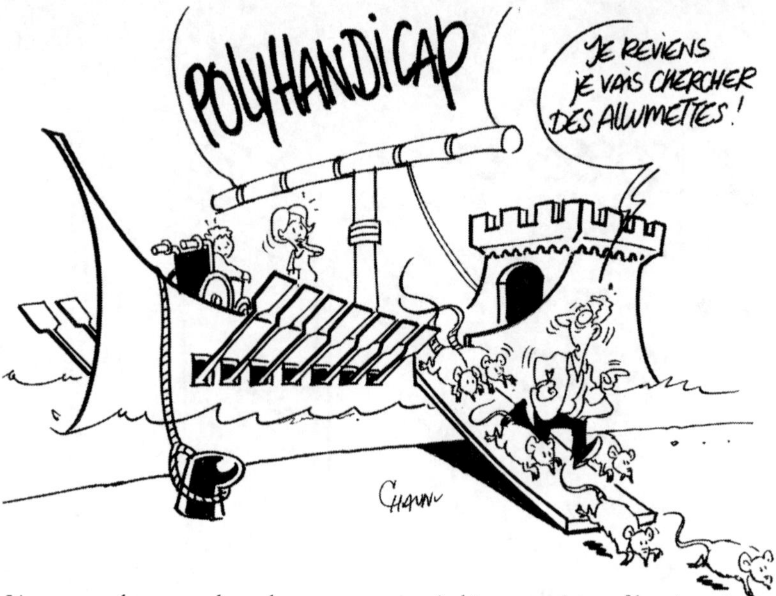

Là commença le parcours du combattant, puis au fur et à mesure que le temps passait et que Rémy grandissait, le problème de mon fils était de plus en plus visible par les autres et son père ne l'accepta pas.

J'ai donc dû faire face aux handicaps de mon fils mais aussi au père qui ne supportait pas d'avoir un fils polyhandicapé.

Cinq ans plus tard je décidai de rompre avec ce père qui n'acceptait pas son enfant parce qu'il était polyhandicapé.

Depuis la séparation, il est venu voir son fils deux fois, dont une s'est très mal passée et depuis 6 ans, Rémy n'a pas revu son père. La dernière fois que son père lui a parlé, il a tourné la tête pour l'ignorer.

Il est souvent plus facile de fuir ses responsabilités plutôt que de les affronter mais en attendant, j'ai refait ma vie avec un homme super qui a très bien accepté mon fils même si la vie au quotidien avec un enfant polyhandicapé n'est ni enviable ni de tout repos.

Personne ne peut se rendre compte, avant de l'avoir vécu, ce que veut dire : vivre avec un enfant polyhandicapé. Je ne suis pas sûre non plus que mon ami acceptera encore longtemps, cette vie dénuée de toute vie sociale normale. Pour nous tout est compliqué même les choses les plus banales comme aller chercher le pain ou les courses.

Mais faudrait-il qu'on les abandonne tous parce qu'ils ne rentrent pas dans les critères de la norme ? Il convient à chacun de réagir selon sa conscience. Mais on pourra se demander jusqu'où va la responsabilité des parents ?

Je ne condamne pas la fuite mais je la subis et l'impose chaque jour malgré moi à mon entourage très proche. »

3
Prise en charge précoce

Tout commence bien sur par la stimulation affective qui sera le ciment des stimulations ultérieures.

Que l'enfant prenne sa place comme un être à part entière et il trouvera plus aisément sa place dans la société !

Dès son plus jeune âge, il doit être socialisé en milieu ordinaire (crèches, halte-garderies, maternelles)…

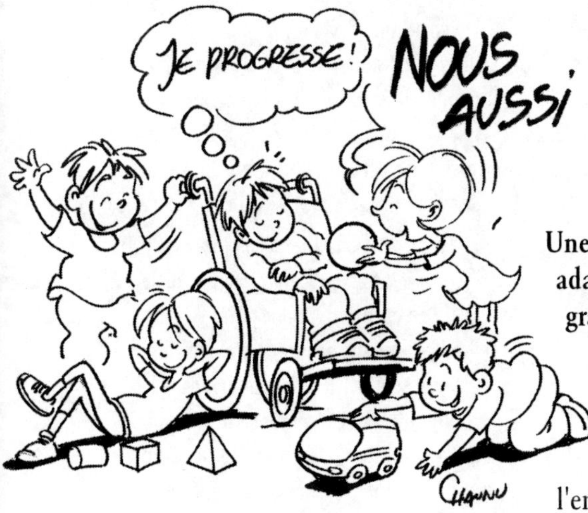

Très tôt, une prise en charge médicale globale (kinésithérapie, psychomotricité, orthoptie, orthophonie…) lui permettra d'exploiter au maximum ses potentialités.

Une prise en charge précoce et adaptée de l'enfant améliore grandement le pronostic. D'où l'importance capitale de stimulation dès le plus jeune âge, favorisant relation et communication, qui aidera l'enfant à être réceptif à ce qui l'entoure. En "*éveillant*" l'enfant polyhandicapé, il a envie d'être actif, ***Il est dans la vie.***

Accueil dans les haltes-garderies : les enfants polyhandicapés doivent bénéficier d'une vie sociale précoce, en collectivité de jeunes enfants, au même titre que les autres et, ainsi, de sensibiliser ces derniers au respect des différences. Proposer une socialisation précoce à ces enfants équivaut donc à leur permettre de partager, autant que possible, le quotidien des autres enfants et, pourquoi pas ? **Contribuer à changer le regard des adultes et des autres enfants portés sur eux.**

4 Intégration

Christelle et Dominique LEFORESTIER (parents)

« ***Une évidence et une priorité…***

Tous les hommes naissent libres et égaux en droit...

“ Il y aura des hommes grands, il y aura des hommes petits ; il y aura des hommes beaux, il y aura des hommes moches ; il y aura des hommes blancs, il y aura des hommes noirs et tous seront égaux mais ce ne sera pas facile… et il y aura des hommes noirs petits et moches, et pour eux ce sera très dur. ” disait Coluche dans un de ses célèbres sketches.

Mais il aurait pu ajouter : *“ Il y aura des polyhandicapés et pour eux le combat sera permanent. ”*

Tous les individus naissent avec le même potentiel social, il se développe naturellement, au fil du temps sauf que pour les polyhandicapés, rien n'est naturel, tout est à construire. La stimulation doit être de tous les instants. La nature ayant horreur du vide, cet espace social, bloqué dès l'apparition du handicap se retrouve occupé par l'univers des valides.

L'intégration sociale n'est donc rien d'autre que la tentative de laisser aux enfants handicapés l'espace que l'indifférence générale aura eu soin de s'approprier. Mais cet espace, il faut le reconquérir pas à pas, par des lois bien sûr, mais aussi par un combat quotidien qui consiste à exister en tant que personne handicapée. L'intégration sociale, c'est la vie, une vie ouverte sur l'extérieur, sur les autres.

Fin mai 2001,Vianney a sept mois. Le “ *coup de massue* ”, nous venons de le prendre en pleine tête : notre enfant, notre fierté, est atteint d'une maladie grave, il sera très lourdement handicapé. Moment terrible où l'on s'effondre en larmes, il faut faire le deuil d'un enfant valide, essayer d'imaginer ce que sera cet enfant. Moment atroce, mais très vite, nous nous sommes dit que puisque la vie de Vianney serait différente, il fallait qu'elle soit heureuse, mille fois plus que celle des autres, “ *les chanceux* ”. C'est là que nous nous sommes promis de nous battre pour lui. Pour vivre heureux, l'être humain a besoin de contact. Au lieu de nous enfermer dans notre différence,

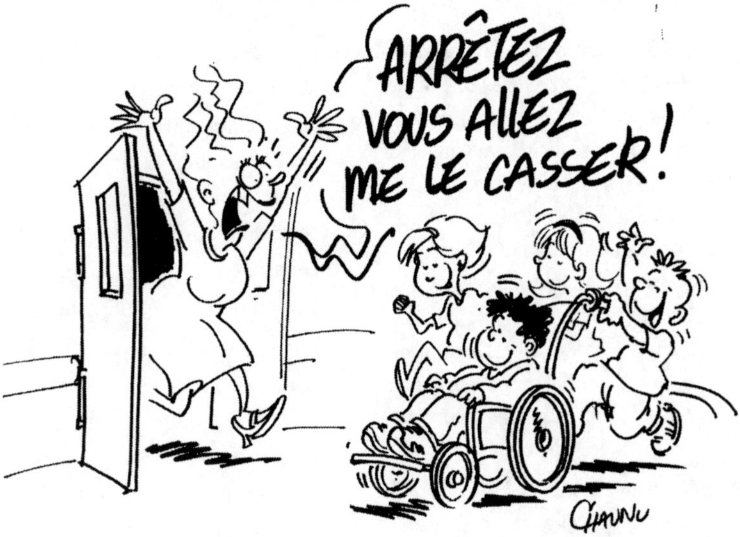

nous avons décidé de continuer à vivre comme avant, avec les autres. Cela peut paraître facile, **mais avec un enfant polyhandicapé, chaque jour, il faut lutter pour qu'il ait sa place dans la société**, pour réussir son intégration.

Tout d'abord, c'est au sein de la famille et du cercle d'amis que Vianney a dû trouver sa place. En effet, c'est son emploi du temps qui rythme la journée, impossible de déroger aux horaires des repas, de la sieste, des rendez-vous médicaux et paramédicaux ; chacun a dû s'y adapter. L'apprentissage de la différence est difficile pour un entourage qui n'a jamais connu auparavant le monde du polyhandicap ; difficile de trouver le bon geste, la bonne attitude, le regard adéquat, de s'informer sans avoir peur de blesser. Sans une communication importante et résolument positive, le risque serait l'exclusion et le repli des parents sur leur enfant.

Vianney participe totalement à notre vie sociale, autant que ses cousines, copains et copines. Il prend part à toutes les fêtes, à tous les jeux, sorties et vacances familiales, pour son plus grand bonheur, et le nôtre.

Mais le bonheur d'une famille passe aussi par les loisirs au sens large. Là encore, rien n'est évident : le matériel adapté coûte cher, les accès aux locaux sont très souvent difficiles (vestiaire de la piscine, plage, salles de spectacle, salles de restaurant, aires d'autoroute...).

Pourtant, avec beaucoup de courage et de ténacité, nous nous apercevons des bienfaits de ces loisirs sur chacun d'entre nous. Ainsi, Vianney accède au maximum de plaisirs ; depuis tout petit, il visite des châteaux, des musées, il fait des promenades en carrioles, en péniche, en barque, en petit train, il s'éclate dans les manèges, il va à la plage l'été, il fait de la luge l'hiver, il participe « *aux bébés-nageurs* », va au théâtre pour voir des spectacles pour enfants, et déjeune dans des restaurants. Tout cela en famille. L'intégration sociale d'un enfant doit également se faire sans ses parents, dans des institutions collectives, comme les crèches ou les écoles. Le problème pour les enfants polyhandicapés, c'est que rien n'est prévu pour eux. Ils ont accès aux instituts spécialisés, milieux relativement clos, quand il y a de la place…

L'intégration en milieu « *ordinaire* » est donc, quand elle est possible, une excellente solution.

Celle-ci doit se faire le plus tôt et le plus largement possible, avec un accompagnement solide et adapté à chaque enfant. Là encore, nous avons la chance que Vianney soit intégré à la crèche de notre village et scolarisé en petite section. C'est un bonheur de voir son enfant considéré. Des choses simples, comme l'inscrire ou remplir des formulaires, recevoir un cahier, des bricolages, une photo de classe, préparer son goûter d'anniversaire, nous ramène dans le monde des valides, loin des médecins et autres administratifs « *rabat-joie* ». Le bénéfice pour le moral est considérable.

Toutefois, il ne faut jamais oublier la différence de notre enfant et respecter son intégrité en tant qu'enfant polyhandicapé ; d'où la nécessité d'échanges entre les écoles et les IME chaque fois que cela est possible. Le but de l'intégration scolaire n'étant pas « *d'être comme les autres mais de vivre avec les autres* ». C'est en cela que des initiatives comme celles de la Fédération Loisirs-pluriel, sont remarquables et innovantes. Ces centres de loisirs mixtes accueillent autant d'enfants valides que d'enfants porteurs de tout type de handicap.

L'intégration y est totale. Elle se fait par le jeu. Le fait qu'il y ait plusieurs enfants handicapés rend naturel le handicap. Ainsi des fratries entières peuvent se rencontrer sans qu'il y ait la barrière du regard et de l'incompréhension. C'est pour cela que nous sommes en train de bâtir un projet de ce type dans notre région.

En intégrant pas à pas notre petit garçon dans la société, nous construisons notre bonheur. Cela n'est pas facile tous les jours. Il y en a de douloureux ; ceux où il est malade, ceux où il ne répond pas autant que nous le souhaiterions à nos sollicitations. Ce n'est pas toujours facile non plus de le voir différent au milieu des valides. Mais son sourire nous montre quotidiennement que nous avons raison. De plus, à notre petite échelle, nous espérons faire changer le regard de la société.

Nous avons peur de ce que nous ne connaissons pas ; plus les polyhandicapés prendront leur place légitime au sein de notre monde perfectionniste, plus ils côtoieront d'enfants valides, plus il sera naturel de vivre ensemble. »

5 Stimulations

Stimulation auditive

M. le professeur Sylvain Moreau, oto-rhino-laryngologiste, CHU de Caen (14). Congrès juin 2003 :

« Le but – puisque je m'occupe des déficits auditifs – est d'avoir les mêmes exigences que vis-à-vis d'un enfant non polyhandicapé.

Lors de l'admission d'un enfant polyhandicapé, il faut se dire qu'il convient d'avoir les mêmes exigences : c'est-à-dire qu'avant la première année, il faut dépister tous les sourds sévères profonds, car on sait que ce sont ces enfants qui ont besoin d'une prise en charge précoce pour qu'ensuite, les résultats deviennent les meilleurs possibles.

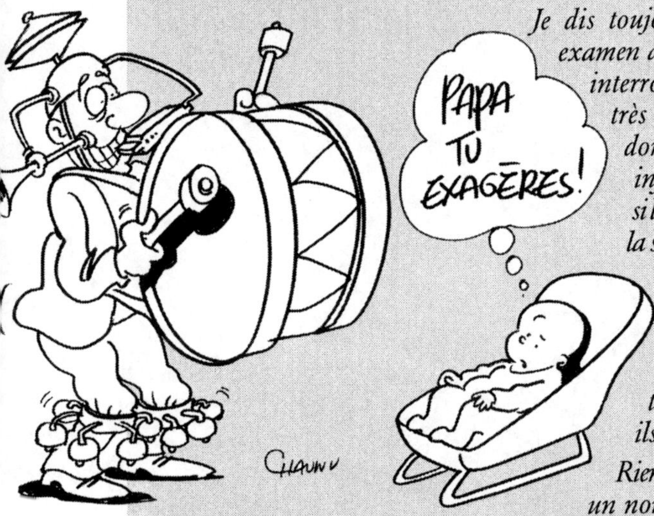

Je dis toujours que le premier examen à pratiquer consiste à interroger les parents ; car très souvent, ils vous donnent un nombre infini d'informations : si l'enfant sursaute quand la sonnette retentit, quand le chien aboie, lorsque la voiture rentre, qu'elle klaxonne ; de petits détails : s'il tourne la tête quand ils l'appellent, etc.

Rien que cela vous procure un nombre d'informations énorme ; et cela est faisable par tout le monde : tout médecin traitant, toute infirmière, tout audioprothésiste, orthophoniste, psychologue peut le faire. Il faut écouter les parents : plus que dans le cas d'un autre enfant, les parents connaissent parfaitement bien leur enfant. Ensuite, on peut affiner l'investigation grâce aux instruments dont on dispose. »

Jacqueline Fortin (professionnelle)

« En effet, il paraît important de prendre en charge rapidement le bébé déficient auditif, de lui proposer une aide, un soutien, afin de lui permettre de se développer, d'évoluer, de s'épanouir, de tout mettre en œuvre pour faire éclore au mieux ses potentialités restantes, de ne pas laisser s'installer de surhandicaps dans le mode de la communication, d'user de ses facultés polysensorielles, de développer tout son potentiel auditif, car, avec la vue, l'audition constitue un des cinq sens les plus importants.

" Le plancher muni de vibrateurs a pour but de transmettre des informations tactiles et vibratoires qui vont venir compléter les informations transmises par le canal auditif. " »

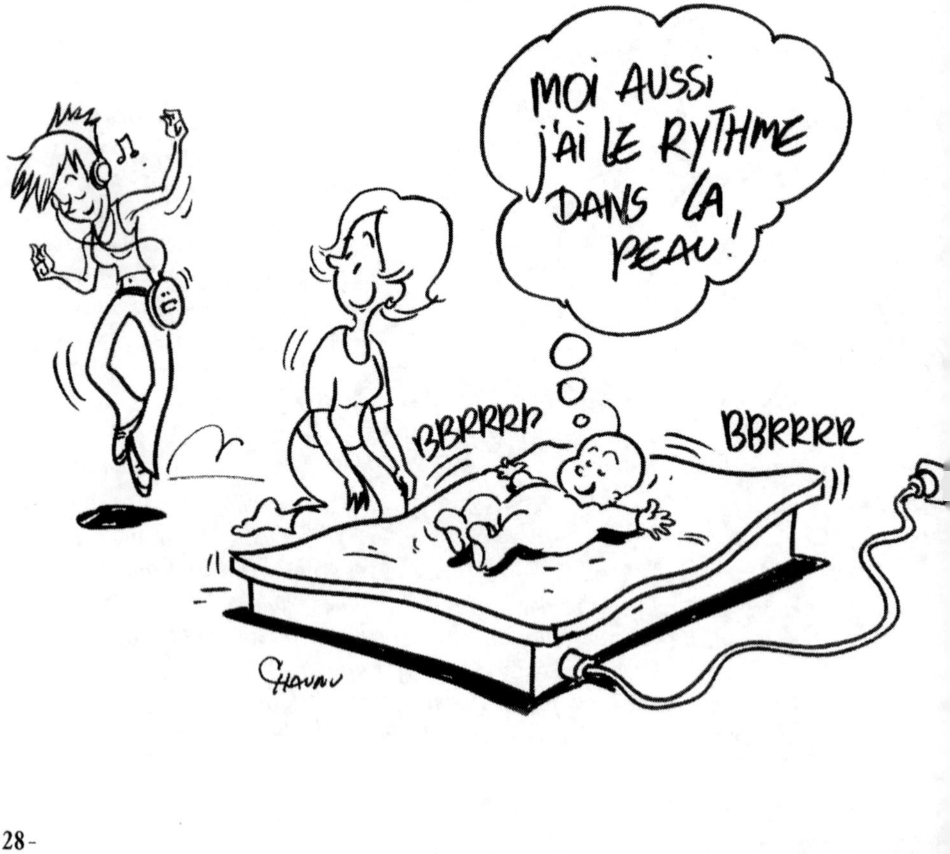
MOI AUSSI J'AI LE RYTHME DANS LA PEAU !
BBRRRR
BBRRRR
CHAUNU

Stimulation visuelle

« L'enfant doit, en effet, être capable de fixer une cible, pour ensuite apprendre à la suivre lorsqu'elle est en mouvement. »

Mme le professeur Annie BAROIS (extrait congrès Handy, Rare et Poly)

« Je voulais simplement faire un petit commentaire, à propos du noir et du blanc : tout le monde sait que le noir et le blanc, ainsi que vous nous l'avez dit sont tout à fait importants pour les petits qui ne voient pas les couleurs et pour les polyhandicapés qui ne les voient pas beaucoup, non plus.

Aussi, pourquoi toutes les associations ne se mobilisent-elles pas pour que l'on trouve des jouets en noir et blanc pour les enfants ? Car lorsqu'on les cherche, ce n'est pas facile : il y a la petite vache, le zèbre, quelquefois, le Pierrot, mais cela reste tout de même très limité. »

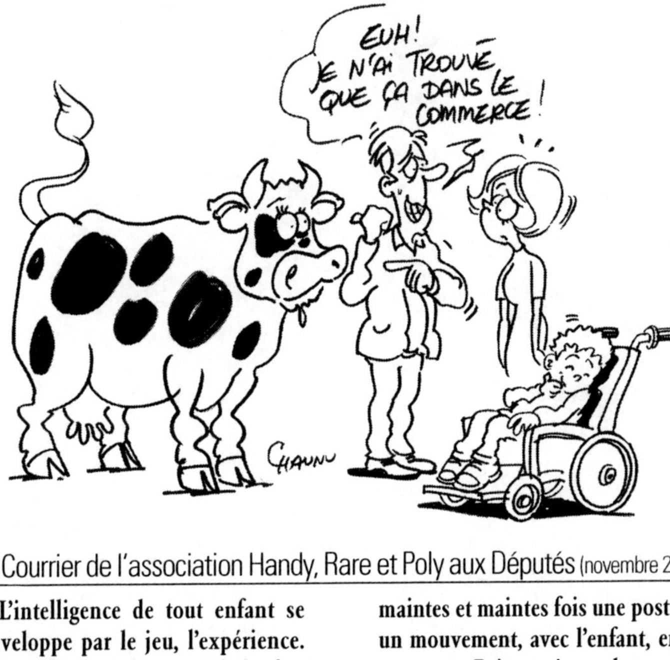
EUH !
JE N'AI TROUVÉ QUE ÇA DANS LE COMMERCE !
CHAUNU

Courrier de l'association Handy, Rare et Poly aux Députés (novembre 2002)

« **L'intelligence de tout enfant se développe par le jeu, l'expérience.** Prisonnier d'un corps immobile, l'enfant polyhandicapé doit sans cesse être mis en situation d'expérience par le rééducateur, sans attendre *" l'émergence du désir de l'enfant "*. **L'adulte répétera maintes et maintes fois une posture, un mouvement, avec l'enfant, en la nommant. Puis peu à peu demandera à l'enfant de l'exécuter seul (donne ta main, tourne la tête vers moi...) A force de répéter ces expériences, dans une ambiance exigeante mais**

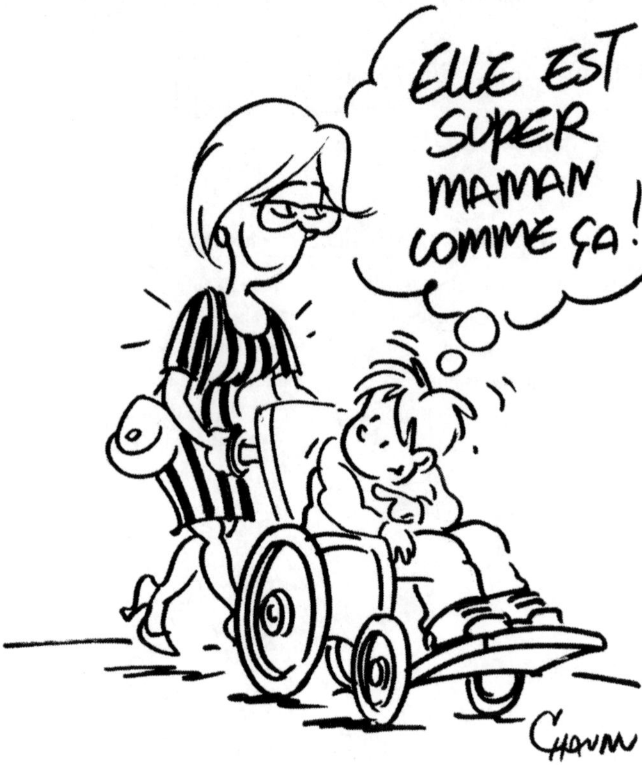

joyeuse, l'enfant s'imprégnera du mouvement, faisant travailler sa mémoire (auditive, visuelle, corporelle). Progressivement, il y prendra goût. Et deviendra demandeur. A chaque nouvelle situation, l'enfant devra s'adapter, non sans protester parfois, mais c'est de la frustration que naît le progrès.

Cela s'appelle ***le travail***. Les enfants polyhandicapés aiment le travail.

Être parent d'un enfant polyhandicapé ne s'improvise pas. On apprend à devenir parent de cet enfant, bien souvent présenté par le corps médical, d'abord et presque exclusivement comme un enfant déficient. Les annonces successives de handicaps révèlent une addition de déficiences. Ce sont les professionnels de rééducation qui, avec une prise en charge très précoce de l'enfant (dès les premières semaines après la naissance), feront apparaître l'enfant avec ses capacités, non plus seulement ses déficiences.

Leur travail consistera autant à rééduquer l'enfant qu'à apprendre aux parents à voir leur enfant d'un autre regard. C'est dans ce regard positif que l'enfant trouvera les moyens de développer sa propre estime de soi, et ainsi sa capacité à évoluer. »

6
La dépendance

La dépendance,
c'est n'avoir aucune autonomie pour les gestes de la vie quotidienne,
c'est avoir des difficultés de communication.

Dépendre de la personne qui va s'apercevoir que mon nez coule pour me moucher.

Dépendre de la patience de la personne qui va me donner à manger.

Dépendre de maman.

Dépendre de papa.

Dépendre parfois de leur humeur, de leur patience.

Dépendre TOUTE une VIE de TOUT et de TOUT LE MONDE

Comment dans cette dépendance sauver l'intégrité d'une personne, sauver sa pudeur, aborder la sexualité, respecter sa personnalité.

Amour : Nous devenons dépendants de la dépendance de nos enfants – il y a des moments où cela nous bouffe – et s'il n'y avait pas d'amour dans ces quarts d'heure là…

Humour : On devient fortiche en humour quand on est parent d'enfant handicapé : c'est une manière de sortir de la douleur et de rester en vie.

On apprend à tourner en dérision nos difficultés quotidiennes, à prendre de la distance, à se moquer du handicap, à soutenir les regards compatissants, effrayés, indifférents…

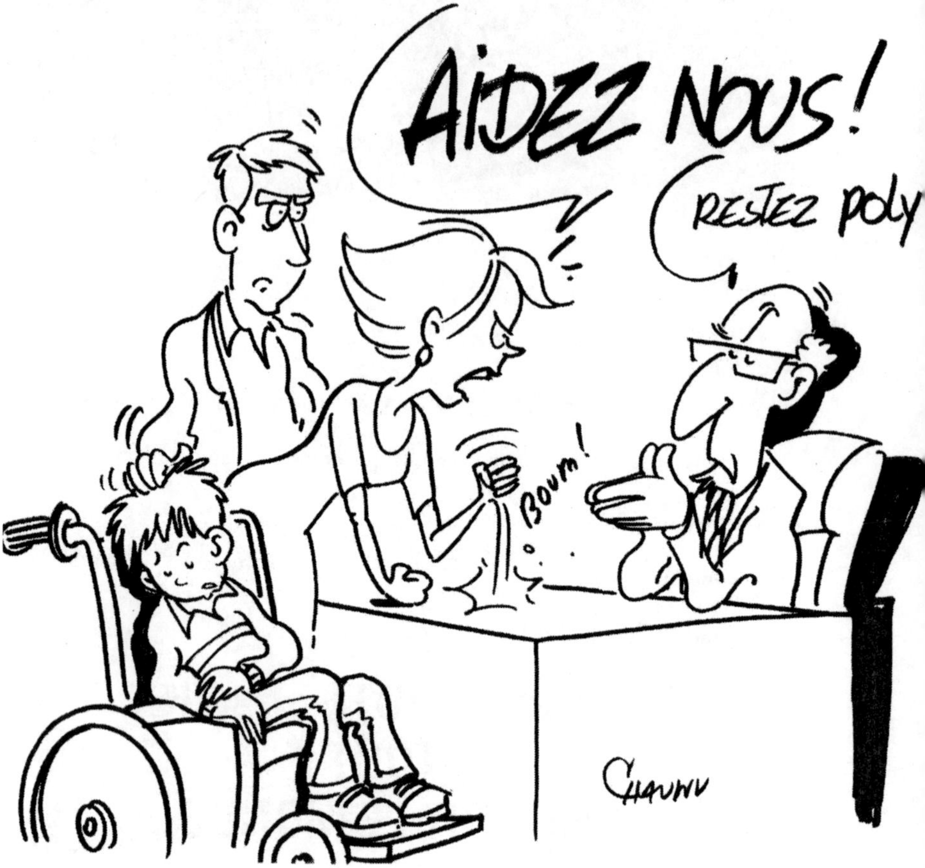

« Ce n'est pas facile, car les personnes concernées doivent s'afficher comme parents ou associations qui s'occupent de polyhandicap : cela leur colle une étiquette d'emblée, ce qui s'avère très difficile à vivre, à gérer. Il faut donc accepter de se montrer comme ayant un enfant polyhandicapé, sans en avoir honte ni s'en trouver limité, mais l'afficher clairement. Plus la société aura accepté la place du polyhandicapé, et plus les professionnels suivront facilement. »

Congrès 2003

7

Dépendre de la dépendance

En tant que **parents :** On n'a pas le droit d'être malade ou hospitalisé.

Cela génère des questions, une organisation sans faille, de l'inquiétude :

Qui saura comprendre tous les désirs de ma princesse ?

Qui saura la faire rire pour qu'elle fasse pipi ?

Qui saura chanter sa chanson quand elle se brosse les dents ?

Qui saura manier le lève-personne et la manipuler sans qu'elle souffre ?

Il y a toujours une solution et celle-ci trouvée, je me retrouve dans mon lit d'hôpital sereine, on me dorlote, on m'apporte mon repas !

Les rôles sont tout d'abord inversés !!

C'est quand même un comble : souhaiter rêver d'une nuit à l'hôpital pour oublier le fauteuil, le lève-personne, la soupe à mixer, le *« oui, ma puce »*…

Pour le coup, même pas envie de lire ou de regarder la télévision ; juste savourer, cette détente… cette *« presque indépendance »*…

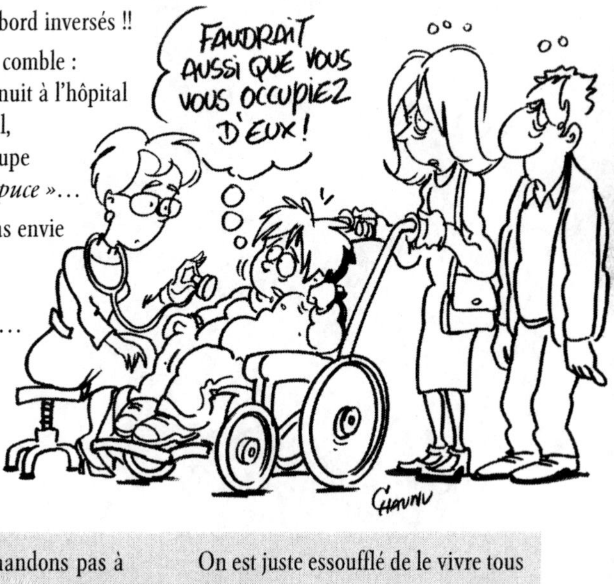

Souffle : Nous ne demandons pas à la société de protéger une minorité, mais juste qu'elle soit dessinée et planifiée pour ***tous***. Par bonheur, on n'est jamais à bout de souffle quand on vit ce drame. On est juste essoufflé de le vivre tous les jours, d'avoir constamment à prouver l'existence de nos enfants. A bout de souffle : jamais car on aime l'humour, l'amour, la vie !!!

8
Le regard des autres

A la différence, l'opinion publique a souvent pour réponse l'indifférence, le silence, les sourires gênés ou hypocrites, la pitié maladroite… la peur parfois.

Car l'opinion publique s'arrête à l'apparence : il faut être beau, jeune, en pleine santé.

Nos gosses gâchent le décor – tordus, baveux, appareillés, aux gestes incontrôlés mais nous les connaissons, savons qu'ils sont beaux, tendres, affectueux, riches en capacité humaine et courageux car ils se battent *comme* ***des lions*** *pour* ***la vie***.

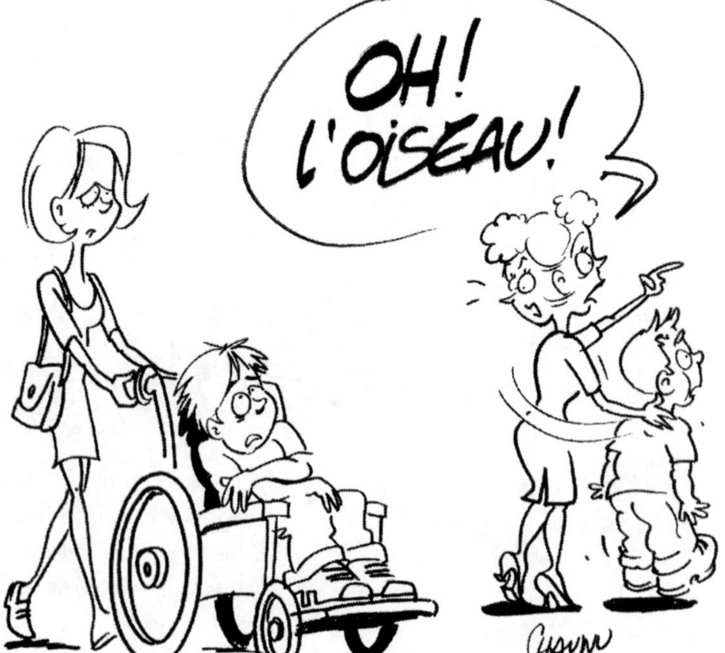

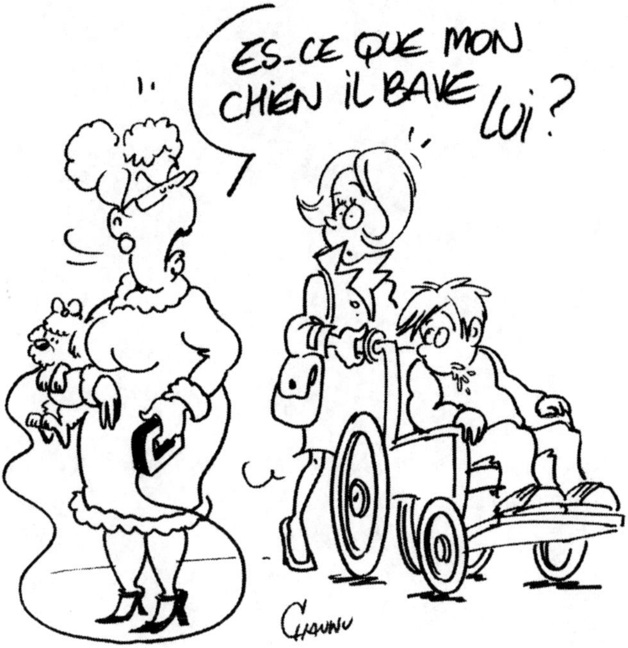

… « et **les TC (Terriblement Crétin, car ils ne connaissent pas le polyhandicap)** petit, dans son landau, les gens qui ne savent pas ne remarquent pas grand chose, nous croisons des regards de tendresse, des sourires… vers 4 ans l'enfant est dans une poussette… nous croisons des regards d'interrogation… ***« tiens bizarre, il est encore dans une poussette ?… heu… oui… il semble avoir quelque chose… »***, vers 8 ans il est dans un fauteuil avec souvent en plus une coquille pour le maintenir en position assise… et là, la vie continue de basculer, le regard signifie *« oh mon dieu.. que c'est triste »*… vers 12 ans, la pensée sera *« avec les progrès de la médecine.. on ne devrait plus voir ça… »* ou *« ils ne devraient pas sortir… »*.

Le regard des autres pèse lourd, même s'il n'est pas agressif. En fait tout dépend du regard que vous portez sur ce regard.

Un regard peut blesser car il détaille, il remarque, il différencie. Pourtant cela pourrait être pire d'être ignoré !!!

« Il est plus difficile de désagréger un préjugé qu'un atome »

Albert EINSTEIN

9
Le regard de la rue

L'opinion publique s'arrête à l'apparence
et n'est pas réceptive aux capacités des personnes handicapées.

Nos *“ **gosses** ”* gâchent le décor puisqu'il faut être ***beau, jeune et en pleine santé***. On préfère croiser « *un canon* » dans la rue plutôt qu'un handicapé : « *Pas de pitié pour les fauteuils roulants* ». Comment dire « *n'ayez pas peur de nos enfants* » même s'ils sont tordus, baveux, appareillés, ils sont beaux, tendres, affectueux et riches en capacités humaines car ils se battent comme des lions pour la vie.

« L'apprentissage de la différence se situe trop souvent dans une approche théorique pétrie de bons sentiments mais déconnectée de la véritable expérience ressentie.

Cette socialisation en milieu ordinaire obligera l'enfant à s'adapter à un milieu naturellement stimulant car plein de vie, mais d'abord dérangeant pour son confort. Habitués au bruit, aux contraintes de la vie collective (attendre son tour, se plier aux rythmes du groupe, apprendre à respecter les temps de silence, savoir “ *se défendre* ”, pas physiquement bien sûr mais en manifestant son désaccord...) il s'acclimatera d'autant plus facilement à la vie en centre médico-éducatif, et aura vécu la séparation avec la famille (moment parfois si douloureusement subi comme une rupture). Bien sûr, cette socialisation en milieu ordinaire doit être pensée et aménagée de façon à ce que l'enfant très lourdement handicapé et sa famille ne le vivent pas de façon douloureuse (nécessité de créer des haltes-garderies et crèches mixtes, accueillant des enfants valides et des enfants handicapés, avec un personnel motivé et formé). L'éducation en Institut médico-éducatif devra intégrer autant que possible une véritable socialisation régulière en milieu ordinaire. »

Martine BEAUCUSE

« Ma réflexion se porte sur l'intégration sociale de l'enfant polyhandicapé. Nous savons très bien que durant des décennies le handicap a été un sujet tabou. Les enfants handicapés étaient cachés. C'était la honte de la société. Les choses ont évolué mais un certain malaise persiste.

Je comprends que des personnes non confrontées au handicap soient maladroites, mal à l'aise lorsqu'elles croisent un enfant handicapé se promenant avec ses parents. Le regard devient aussitôt fuyant, regard ostensiblement ailleurs... Nous comprenons que les personnes qui nous croisent ne sachent pas comment s'y prendre et pourtant c'est simple : ne soyez pas tétanisés par cet enfant différent, portez naturellement votre regard sur les parents et souriez leur avant que “ *le regard du malaise* ” s'installe entre vous... Un sourire simple et gentil appelle bien souvent un autre sourire... et parfois un bonjour oral...

Et parfois un échange de paroles...

Vous aussi, parents d'enfants différents souriez aux autres, je sais ce n'est pas facile car inconsciemment vous culpabilisez d'avoir mis au monde cet enfant différent, et vous serez surpris des résultats...

Je me suis contrainte à cet exercice et je ne regrette rien car cela m'a permis de constater que beaucoup de personnes avaient besoin de ce contact pour se sentir plus à l'aise face au handicap.

Alors que chacun s'entraide et apporte sa pierre à l'édifice et tout ira en s'améliorant.

Je ne suis pas croyante... je ne fais pas de politique... je crois en l'intelligence du cœur et ma seule folie c'est espérer ! ... »

*

Gérard NGUYEN

(Association Quelque Chose en Plus, Vaucresson et Rett Syndrome Europe)

« **Vision et regard sur le polyhandicap**

Je regarde sans voir, je vois sans regarder.

Devons-nous faire changer le regard quand le polyhandicap est si visible ? L'être avec un polyhandicap de par ses déficiences interpelle, appelle, questionne et interroge. Quand la parole n'est pas là pour dire, le regard parle et dit. Je passe sans voir ce regard qui m'appelle.

Pour bien voir, l'être s'est mis debout. En chaise roulante ou allongé, il reste le regard qui demande à être relevé, la vision est plus limitée dans ces positions si basses. Quand le regard de l'autre se détourne au passage de ce qu'on ne veut voir. Voir la réalité d'une vie différente, peut être insupportable. Des regards différents des proches des êtres avec un polyhandicap aux regards détournés des autres, la vision du polyhandicap peut changer.

Que ce regard qui a changé ne se limite pas à une compassion ! L'être polyhandicapé n'est peut-être pas debout par incapacité physique, mais n'est pas à genoux.

La vision est dépendante d'une physiologie complexe. On peut ne pas voir à cause d'un problème oculaire, nerveux ou neurologique. Mais regarder fait appel à la volonté. Le regard oblige d'abord à avoir les yeux ouverts. Avoir un regard qui change, quand on a les yeux ouverts qui fonctionnent, oblige à se dire que la cécité quelque part dans la tête n'existe pas. On peut regarder quel que soit l'état de la vue.

J'ouvre les yeux vers cet être si différent et je reste si indifférent ! Cet être nous rappelle simplement la singularité qui existe. Cette singularité appelle un peu plus d'attention : une attention si particulière et si dévouée de ces professionnels, une attention aveugle de ces commissions d'évaluation qui ne regardent même pas l'être avec le polyhandicap en commission. On appelle cela l'attribution de la compensation. Voir un dossier sans porter un regard sur cette singularité n'a pas de sens. La cécité est si fréquente alors !

Entre le regard qui tue et le regard de compassion, le regard qui change ne suffit pas, si le changement n'est pas là. Des combats pour que le regard change, ont nécessité énergie et courage, le courage d'être vu, mais non entendu des parents et des proches.

Le polyhandicap nous rappelle notre singularité, notre propre corps ou le pantin de bois que nous sommes ou que nous manipulons. Quelque part le regard qui change, c'est voir Pinocchio en chaque pantin !

Tous ces regards qui se donnent la main pour que le regard change. La vision du monde est la convergence de regards. Le polyhandicap pose la question de l'être, de l'existence et de la pensée. Il s'agit d'une interrogation d'ordre philosophique.

Tous ces regards, toute cette vision commune de ceux qui défendent un statut de l'être avec un polyhandicap, ne sont que la thérapeutique d'une cécité collective et individuelle. Ces regards convergents sont le fondement d'une culture nouvelle, la culture du polyhandicap.

Pour conclure, un simple regard parfois suffit.

Cependant on dit bien voir avec son cœur et il y a des jours cela est déjà beaucoup.

Cet être avec un polyhandicap a un cœur et est à aimer.

Continuons alors à voir avec le cœur et finissons-en avec cette cécité ! Quoi de plus naturel que d'ouvrir les yeux pour vivre ! »

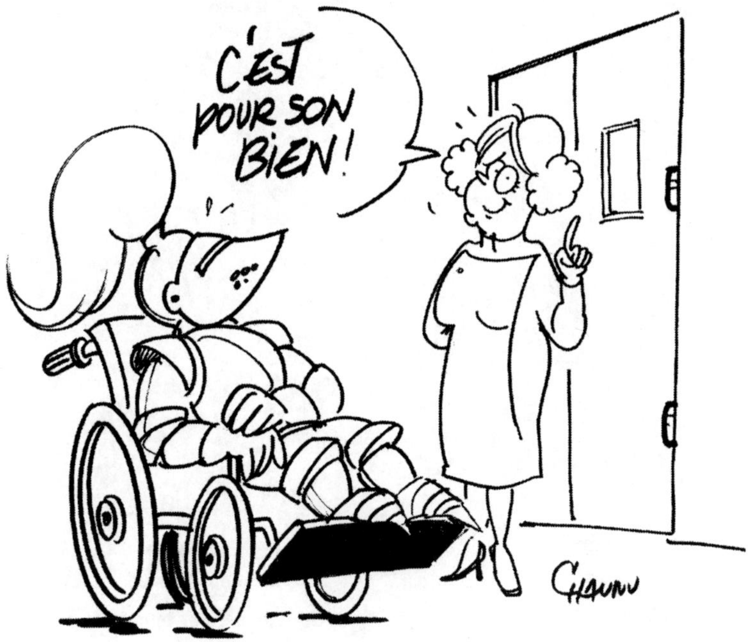

Bernard THOMASSE (président CPAM)

« ***Et si on regardait l'autre comme un simple citoyen ?***

Responsable d'un organisme de protection sociale, je ne peux qu'espérer et vouloir que la personne en situation de handicap soit un citoyen à part entière. Le regard qui doit être porté vers cette personne doit être un regard simple, qui ne soit chargé ni de pitié, ni de rejet. Le regard de pitié est en soi une agression, un signe de non-reconnaissance de la personne, quelle que soit la gravité de son handicap ou de son polyhandicap. Le regard de rejet, ne fait que témoigner de la non-connaissance de l'autre… ou plutôt du manque d'envie de connaître l'autre… avec ses difficultés certes, mais avec tout son potentiel.

Au cours de ma vie professionnelle ou au cours des responsabilités que j'exerce, il m'est arrivé souvent de rencontrer, de dialoguer ou tout simplement de côtoyer des personnes en situation de handicap…

Je peux donner deux exemples, mais ils pourraient être démultipliés à l'infini…

Comment considérer cet enfant cumulant plusieurs handicaps lourds… **cet enfant rencontré un jour dans la rue qui vous offre un sourire si vivant qu'il est un appel à vivre… c'est avant tout un enfant avec ses droits de citoyen, avec un besoin d'accompagnement encore plus fort pour qu'il puisse se développer au maximum de ses capacités avec son polyhandicap.**

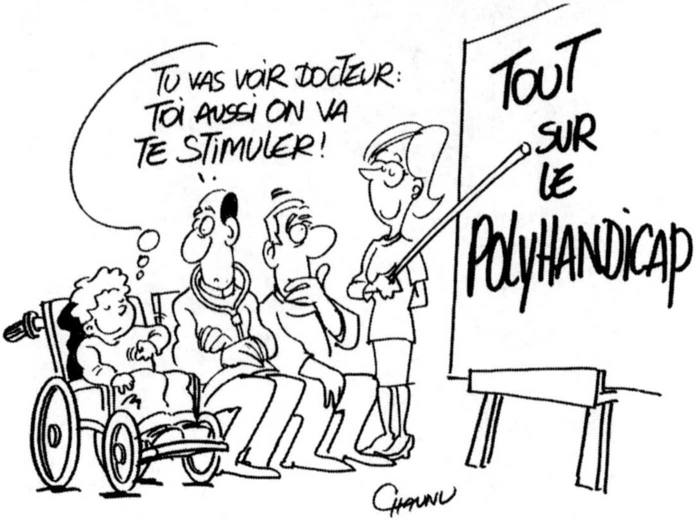
TU VAS VOIR DOCTEUR : TOI AUSSI ON VA TE STIMULER !
TOUT SUR LE POLYHANDICAP
CHAUNU

Un second exemple permettra d'évoquer une autre situation ; une autre situation d'ailleurs de polyhandicap : je prenais un café chez un militant d'une association, pour vivre, il a besoin d'assistance complète… ses capacités intellectuelles vives et brillantes ont très rapidement gommé tout l'environnement technique dont il a besoin pour vivre…

Alors, si effectivement le regard porté est simple, naturel, il s'accrochera obligatoirement sur le potentiel de la personne, pas uniquement sur ses difficultés.

Ceci implique tout simplement que les institutionnels ne peuvent absolument pas décider et orienter sur des préconçus… qu'ils doivent vivre du terrain, qu'ils doivent écouter les personnes en situation de handicap, mais aussi " *écouter le regard des proches* ", parents, entourage immédiat (amical ou professionnel), en fait les mieux placés souvent pour non seulement valoriser les capacités, mais également pour avoir des projets concrets d'aide et d'accompagnement.

Un tout dernier mot, autant que le mot regard, c'est le mot simplification que je voudrais ajouter. Simplification dans les démarches, simplification dans les procédures… il ne sert à rien d'empiler dispositifs sur dispositifs, complications sur complications … il n'est pas nécessaire de surajouter à des situations difficiles… des difficultés supplémentaires.

A quelques-uns, nombreux d'ailleurs dans ce département, nous nous retrouvons je pense dans ce regard et dans cette démarche.

Ce changement de regard de la société sur les personnes en situation de handicap est aussi important, voire plus, que la multiplication des aides techniques, certes indispensables, mais dont la mise à niveau permanente nécessite des moyens financiers considérables, dans un contexte budgétaire aujourd'hui difficile. »

10
Carence de structures

Il est vrai que le diagnostic reste difficile, mais la prise de conscience que notre enfant est vraiment très différent et que la société a du mal à le prendre en charge est ***insupportable.***

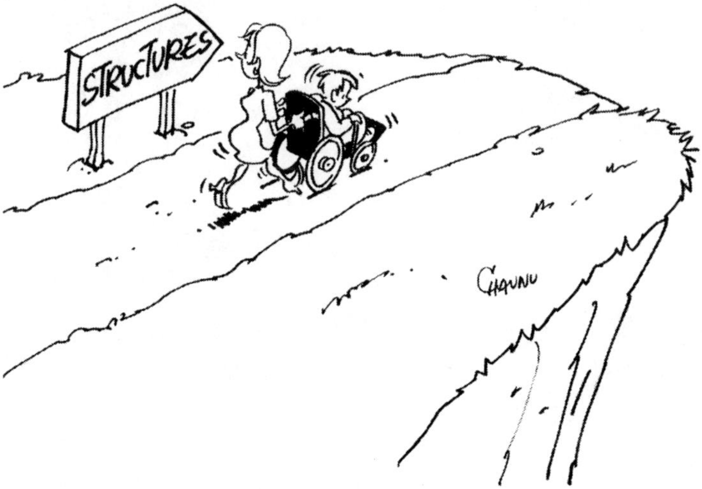

Francis ROQUE (papa et président de ADEPO)

« ***La carence de structures, on égrène ça comme un leitmotiv.***

C'est grave et pourtant, de le répéter, comme ça, sans cesse, ça banalise ce que ça veut dire réellement.

L'absence de structures… Y avez-vous songé, qu'est-ce que ça veut dire vraiment ?

Et bien, ça veut dire, des milliers d'enfants qui ne vont pas à leur "*école*" parce que cette école, tout simplement, n'existe pas.

C'est grave bien sûr, mais… qu'est-ce que ça veut dire grave.

Eh bien, ça veut dire l'impossibilité pour ces enfants de voir leurs potentialités être sollicitées et éveillées. Cela veut dire l'exil devant une télévision au fond d'une prison dont on ne s'échappe

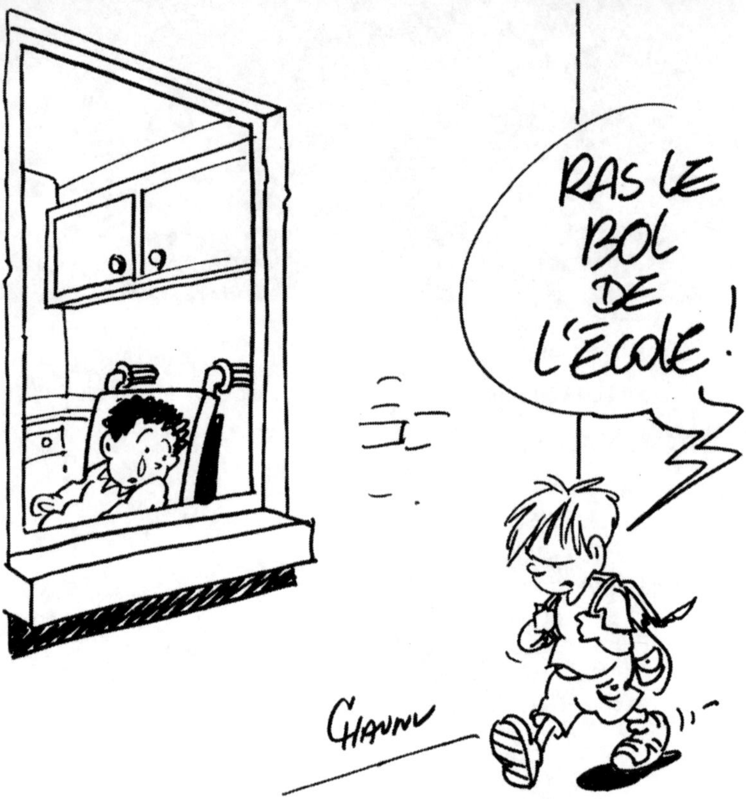

jamais. Dans sa propre maison. Cet ostracisme, cela veut dire la régression avant de signifier disparition. Parce que, faute de structures l'enfant n'a pu aller ***" à l'école "***. La sienne bien sur, pas celle de votre enfant.

Car votre enfant... y avez-vous songé un instant, s'il manquait sa salle de classe le jour de la rentrée… ce serait un épouvantable scandale. La presse serait là, bien sûr, et les associations de parents d'élèves et les syndicats d'enseignants et l'inspecteur d'Académie. Deux jours, il faudrait deux jours pour que le problème soit résolu. Et c'est bien qu'il en soit ainsi.

A deux pas de là, derrière les carreaux embués de la cuisine familiale, l'enfant polyhandicapé regardera cette agitation sans qu'on sache si les larmes qui coulent de ses yeux sont celles du désespoir de ne pouvoir être acteur de cette vie qui bouge ou celles provoquées par les oignons qu'épluche sa mère. Toute proche, pour ne pas relâcher la surveillance à laquelle, elle aussi, est condamnée à jamais.

Parce qu'il n'y a pas de structure…

Ce ne sont que des mots… Vulgaires ou choisis, ils resteront des mots et la réalité restera ce qu'elle est. Implacable ».

11

Relations Familles – Professionnels

« Chacun de son côté, parents et professionnels échangent leurs savoirs et concourent ainsi à l'élaboration globale et personnalisée du projet de vie de la " *Personne* " polyhandicapée. " *Personne* " qui peut se révéler différente dans le milieu familial et dans l'institution. Et comme dans la majorité des cas, il est crucial que les relations parents-professionnels fonctionnent dans l'intérêt de la personne polyhandicapée. »

Éric JONET (directeur d'établissement)

« ***L'alliance des rivaux***

Parents d'enfants en situation de handicap et professionnels du handicap se sont, de tout temps, trouvés en conflit de rivalité… A telle enseigne, qu'il faut un récent cortège de décrets pour affirmer les droits des usagers et de leurs représentants légaux (Droits dont on se souviendra peut-être qu'ils étaient fondamentalement inscrits dans des Lois très antérieures). Ou à telle autre enseigne qu'on semble désormais considérer avec circonspection voire suspicion, les associations de parents qui prétendent gérer des institutions…

Or donc on rechercherait à arbitrer entre l'institution mal traitante (et il en est…) et le parent abusif (on en rencontre aussi…). Entre le professionnel qui met en avant sa technicité et le parent qui se prévaut de ***l'amour***. Comme si le besoin de technicité de l'enfant pouvait modérer son besoin d'amour, comme si l'un prévalait sur l'autre ! Ineptie dirons-nous pour rester polis… Le dictionnaire nous précise pourtant que l'adjectif " *compétent* " signifie " *approprié, suffisant* "… Quel pourrait être un dispositif " *approprié et suffisant* " pour l'accompagnement d'un enfant en situation de handicap ? A mon sens, ce pourrait être une organisation qui permettrait à l'enfant, comme pour tout autre enfant, de s'épanouir, de se construire, de se définir, dans cette relation de désir altruiste qu'on appelle l'amour parental tout en bénéficiant de prestations humaines et techniques qui lui permettraient de compenser son handicap…

Ce serait donc en alliant la compétence des professionnels à celle des parents

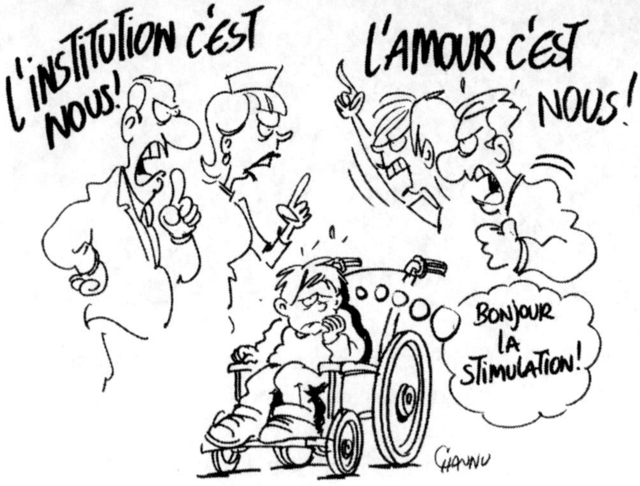
L'INSTITUTION C'EST NOUS!
L'AMOUR C'EST NOUS!
BONJOUR LA STIMULATION!
GIANNU

que l'on parviendrait à contribuer au bien être de l'enfant ?... Oui ! sans le moindre doute.

Et c'est pourquoi je ressens, en tant que parent, de profonds énervements quand j'entends pérorer les *" professionnels de la profession. "*

Et c'est pourquoi, en tant qu'éducateur, je subis douloureusement les leçons d'humanité qu'on m'inflige régulièrement.

Et c'est pourquoi, en tant que directeur d'institution, où je tente de favoriser une telle alliance, **je ne me cache pas pour traverser la rue.** »

*

Pierre REMADI

(inspecteur de l'Action Sanitaire et Sociale, DDASS du Calvados)

« *" Nous sommes conviés, mais est-ce un choix ? "* ; *" Je suis déstabilisée, en conflit et opposante, le parcours est trop difficile et laborieux "* ; *" le rapport de force n'est pas équitable "* ; *" la collectivité trie, place, contrôle les moins rentables d'entre nous "*

Paroles entendues ou peut-être *entendues* ? Paroles de vérité ou exagérées ou tout simplement vécues.

Comme pour les premiers contacts avec les thérapeutes, les premiers contacts avec la **CDES** sont porteurs d'impacts psychologiques, affectifs, et... administratifs.

Il s'agit pour le parent d'être éclairé, guidé, écouté, rassuré, afin de poser les conditions d'une relation de confiance qui place le parent au rang de partenaire.

Cette question du parent partenaire, peut-elle d'ailleurs être posée, tant la relation est sans doute d'emblée faussée ou pour le moins biaisée ?

L'enjeu est de taille et le questionnement indispensable.

Au-delà des droits et des obligations de chacun, le parent est sujet participant et acteur de ce qui concerne, non seulement, son enfant mais également la vie de la famille, de la fratrie.

A chacun sa place dans une relation où professionnels, institutionnels, représentants de parents, de financeurs, et aidants familiaux essayent de dépasser des résistances toujours préjudiciables pour l'enfant et son entourage.

Le parcours si souvent dénoncé, ce tribunal parfois évoqué s'estompe alors, au profit de l'analyse partagée des besoins de l'enfant dans son environnement de vie, la valorisation de ses potentiels et de ses capacités dans une approche globale et objective.

Les solutions de compensation adaptées à la situation s'inscrivent alors naturellement au terme du plan d'aide personnalisé.

Cet engagement sur le sens de l'action publique et le respect est celui de la grande majorité des membres de cette commission dont on attend tant et peut-être trop ! »

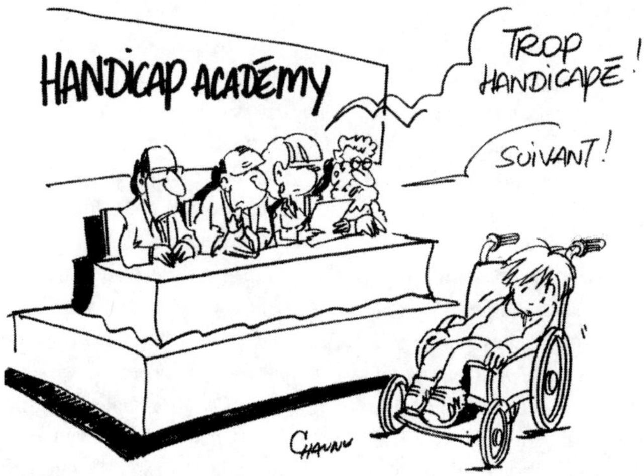

Flavie (étudiante)

« Je suis étudiante en ostéopathie, et dans le cadre de mon mémoire je soigne des enfants polyhandicapés depuis quelques mois.

Cette expérience est pour moi très enrichissante et un vrai bonheur.

Ces " petits loups " sont de vrais rayons de soleil et nous apportent tant ! Ils nous permettent de voir la vie différemment et de relativiser. Ils ne jugent pas, ils ne critiquent pas, et même avec des douleurs et des difficultés, ils gardent le sourire et la joie de vivre. Nous ferions bien d'en faire autant !

La relation entre nous, les professionnels de santé, et la famille est capitale. Il est tellement important que nous leur expliquions ce que nous faisons, qu'ils comprennent et qu'ils participent au traitement.

Surtout que personne ne connaît mieux l'enfant qu'eux ! Il est aussi important d'expliquer à l'enfant, peut-être d'une autre façon.

La famille a le droit et doit être au courant de ce qui se passe chez leur enfant.

Nous devons aussi être à leur écoute dans les moments de doute comme de joie. Partager ce quotidien ensemble et se faire mutuellement confiance.

Merci à mes petits loups et aussi à leurs familles, j'espère que ces moments partagés dureront encore longtemps ! »

*

Professeur François LEROY

« Relations parents – professionnels ou l'histoire de la rencontre de deux " *Savoirs* "

Le professionnel que je suis, sait. C'est son métier, c'est mon métier : la maladie, son évolution, le traitement en un mot tout ! J'ai été "*formaté*" pour cela et rien ne m'arrête. Rien ne m'arrête ? En fait rien n'est moins sûr car vivre aux contacts de la personne en situation de handicap a ouvert la brèche de mes doutes et de mes limites : suis-je si sûr du diagnostic, ai-je vraiment un traitement, curatif s'entend, à proposer, ai-je une idée claire de l'évolution ? Tout cela se brouille dans ma tête et je ne vous parle pas des enfants porteurs de « *polyhandicap* ». Que vous dire du regard de papa et maman qui me dit tour à tour leur détresse, leur révolte, leur doute et souvent leur lassitude face à un "*professionnel*" qui devrait tout savoir et ne peut que dire, s'il ne fuit pas, son impuissance…

Les parents que vous êtes, savent ! oui, vous connaissez, de tout temps, l'être « extra-ordinaire » pour lequel vous êtes venus me voir : ses joies, ses peines, ses attentes !

Mais comment faites-vous, alors même que celui-ci n'entend pas ou ne voit pas ou ne parle pas ou un peu de tout à la fois ? Vous avez beau m'expliquer qu'après tant d'heures passées à l'observer, à essayer le contact, à le veiller, à l'éveiller en dépit de ses possibilités qui peuvent apparaître dérisoires pour un œil extérieur, il ou elle vous dit ce qui est bon pour lui ou pour elle. Oui, tout ce chemin, vous l'avez fait jour après jour et vous vous révoltez parce que je ne veux pas vous croire, en tout cas je semble vous dire mes doutes. Et quand ce n'est pas moi, c'est un autre et c'est à chaque fois une blessure qui se réouvre !

Deux savoirs, oui mais qui ne sont pas de même niveau : le mien teinté de rationnel, le vôtre nourri par l'amour ! Sont-ils si incompatibles ? N'ont-ils pas une petite chance de se rencontrer pour se mettre au service de cet enfant qui n'est pas assurément comme dans les livres et encore moins rentrant dans une classification administrative ? Heureusement la soif de vivre de vos enfants, cette extraordinaire capacité qu'ils ont à forcer l'amour font fondre les réticences et nous permettent de nous dévoiler tels que nous sommes : moi avec mes limites, et vous parents avec vos blessures et votre rage à faire bouger les choses.

Si j'avais la prétention de donner un conseil (pauvre de moi, qui suis-je pour le faire ?), je dirais aux "*professionnels*" qui liront ces quelques lignes, écoutez les parents tout en gardant un recul suffisant pour être non un censeur du savoir mais un conseil disponible et vigilant parfois sans concession mais toujours avec beaucoup de respect pour les éducateurs aimants que sont les parents.

Je dirais aussi à vous, parents, gardez votre esprit combatif et votre unité associative, soyez patients à mon égard, à notre égard mais pugnaces, et surtout gardez espoir car notre société peut s'amender même si les mentalités mettent toujours plus de temps à changer que des lois à être promulguées ! »

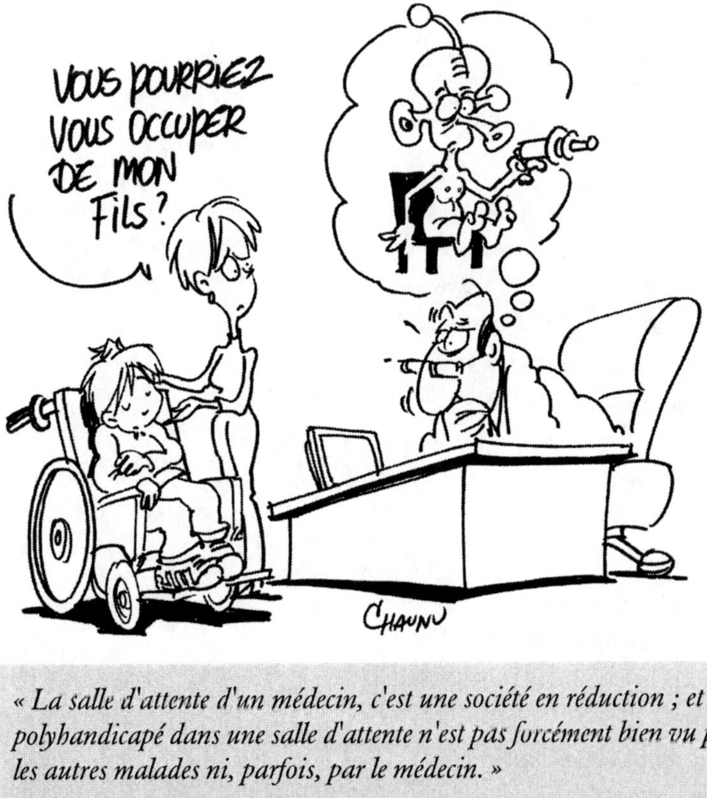

« La salle d'attente d'un médecin, c'est une société en réduction ; et un polyhandicapé dans une salle d'attente n'est pas forcément bien vu par les autres malades ni, parfois, par le médecin. »

12
Qualités du Professionnel

Travailler auprès d'enfants et d'adultes polyhandicapés ne va pas de soi. Hormis, les formations professionnelles (aide-médico-psychologique, éducateur spécialisé…).

Le professionnel doit être doté d'un bon équilibre personnel, avoir un solide humour, avoir le désir de communiquer, être inventif, ouvert aux autres, aimer le travail d'équipe.

Philippe GAUDON

« ***Le polyhandicap fait peur.***

Pourquoi le nier ?

Il en est de même pour **les professionnels.** Même rompus par l'enseignement, essentiellement technique, ils **ne peuvent faire l'économie du choc de la rencontre,** instant déterminant de leur engagement futur ou de leur renoncement nécessaire.

L'identification est alors au cœur de cette rencontre :

- identification possible
- identification impossible qui signe l'incapacité personnelle à s'engager dans ce rapport, au vivant.

Abstenons-nous de tout jugement sur ce constat. Il en est de l'écho produit par cette rencontre sur **l'histoire personnelle, intime, du soignant dans son rapport au corps,** à la déficience, à la communication, **à la mort.**

Au-delà de cette rencontre, dont chaque professionnel se rappellera toute sa vie, la relation peut alors s'engager.

Une relation, qui avant de se définir comme hypothétiquement thérapeutique, **signe** la reconnaissance d'**une appartenance** réciproque **au genre humain** dont les futurs indicateurs seront la recherche d'une communication, le développement des affects, et d'un ensemble d'interactions subtiles que l'on apprendra à " *décoder* " au fil du temps.

L'accompagnement de la personne polyhandicapée **impose aux professionnels,** aux soignants, **de faire le deuil de leur " *toute puissance thérapeutique* ".**

Une “ *toute puissance* ” dans laquelle ils ont souvent été “ *élevés* ”, par leur formation et qui parfois pouvait constituer un élément majeur de leur motivation initiale.

Ici, il n’est plus question de réparer !

L’accident, la maladie ont frappé, et continuent souvent leur triste entreprise altérant la santé, les aptitudes qu’il s’agit pourtant pour nous de protéger et de développer.

Faut-il alors renoncer ?

Notre réponse individuelle et sociétale **ne peut qu’être *non*.** N’en déplaise à nos économistes de la santé, mais les enjeux sont ailleurs !

> **Pour E. LEVINAS :** “ *La tâche humaine par excellence est celle de l’interhumain, de l’ouverture à l’autre dans son unicité, sans souci de réciprocité.* ”

On a coutume de dire que le niveau de développement d’une société se mesure à sa capacité à s’occuper des plus démunis de ses membres.

Nous avons de ce point de vue pris en France beaucoup de retard…

Ainsi, s’il est question de dignité, la première reconnaissance ne serait-elle pas de garantir à chacun de ces enfants une éducation spécialisée pourtant obligatoire du fait de la loi !

Or, à ce jour, 8 000 enfants sont privés de cette éducation.

L’histoire du développement des établissements spécialisés explique ce déficit. Les associations portent leur part de responsabilité, mais c’est également le signe du déficit des politiques publiques. Or la prise de conscience collective et inspirée, consacrée par le décret du 30 octobre 1989 (annexe 24 ter) s’est heurtée à une politique de maîtrise des dépenses de santé qui a contribuée **à sacrifier le droit à l’éducation au devoir collectif imposé par des choix budgétaires.**

Triste destin. Injonction paradoxale – incompréhension des familles et des professionnels – révolte – résignation.

Et pourtant, nous savons faire !

Lorsque je dis “ *nous* ”, ce sont les professionnels qualifiés qui doivent intervenir avec l’aide des parents qui, grâce à la connaissance toute particulière de leur enfant, peuvent nous guider dans nos observations et la définition d’objectifs précis et concertés.

Car le second **révélateur de la dignité** d’accompagnement que nous défendons est le développement d’**un projet hautement personnalisé** pour chaque enfant, adolescent ou adulte.

Cela en est fini des formes d’accueil qui négligent la singularité, l’originalité de chacun de ces êtres pour se limiter à une action standardisée fondée sur les seuls besoins élémentaires, ou d'entretien des fonctions vitales (manger, s'hydrater, être propre…), ce que nous appelions le nursing.

C'est précisément à ce point que la dignité et l'ambition se rencontrent. Le désir de vivre de ces enfants, si il s'alimente en premier lieu de l'amour et de l'attention qui leur est portée, nécessite également que l'on manifeste l'envie de développer leurs potentialités, qu'on leur donne la possibilité de nous les démontrer, **que soit porté sur eux un véritable désir de progression** qui, inéluctablement, démontre ce dont ils sont capables...

N'entendons pas par là que nous sommes soumis à une obligation de résultats qui se traduirait par une possible réinsertion, forme de "*retour sur investissement*" qui a longtemps guidé la politique de réadaptation des personnes handicapées.

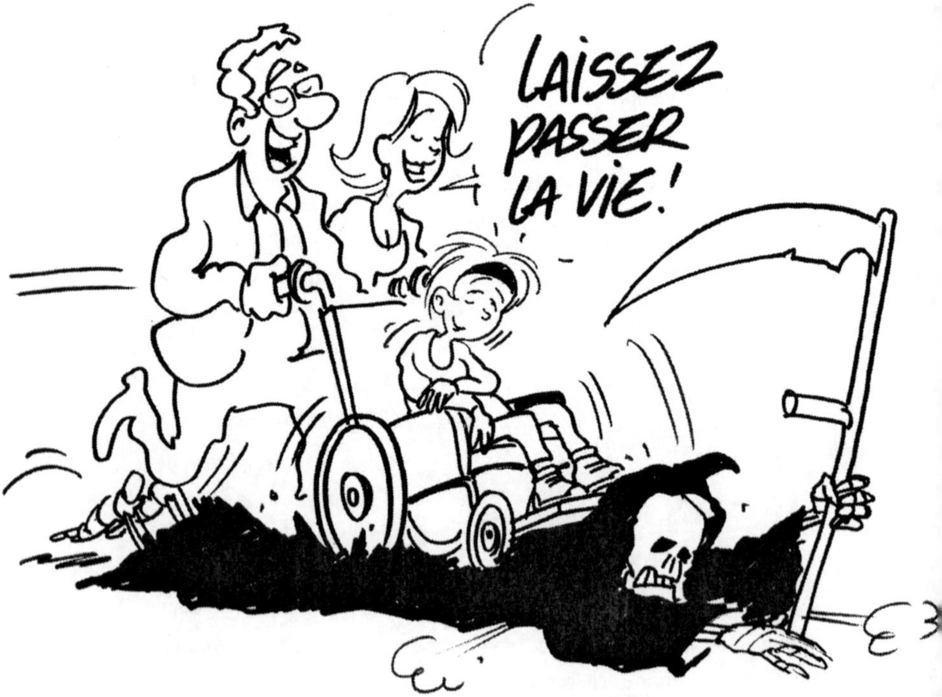

L'obligation de moyens est là de toute autre nature. Elle **est par essence éthique,** expression de la volonté collective de donner sens à ces vies, et de les installer dans l'humanité en dépit de la modestie des objectifs définis.

Car dans ce domaine précis de l'éducation et des soins, **nous devons apprendre à conjuguer ambition et modestie.** L'ambition réside, outre la dimension éthique déjà évoquée, dans le développement d'un ensemble de techniques professionnelles, basées sur l'observation attentive de l'enfant, confrontée dans le cadre de la transdisciplinarité qui réunit un réseau de qualifications décidées à collaborer au sens étymologique du terme.

L'ambition est aussi de poursuivre, à tous les âges de la vie et en dépit des circonstances parfois difficiles, cette action d'accompagnement de qualité, garantie par l'engagement des acteurs (professionnels, familles, personne handicapée) et la perspective d'une insertion sociale qui contribuera à l'évolution nécessaire des représentations collectives.

Le polyhandicap demeure un drame. Ne le banalisons pas. Par contre, **il nous offre une occasion unique**, comme toute situation extrême (soins palliatifs, gérontologie, réanimation néo-natale) **de faire avancer la réflexion sociale** et de révéler chez l'homme un esprit de solidarité, des richesses insoupçonnées et une capacité de rencontre avec Soi et l'Autre.

Pour toutes ces raisons, l'accompagnement de ces personnes ne peut se satisfaire d'un " *à-peu-près* " aux vertus déculpabilisantes qui signerait à terme l'abandon et l'exclusion d'une partie de nos concitoyens Notre société a donc une obligation d'excellence dans son engagement politique et financier auprès des personnes polyhandicapées.

Cette obligation déclarée sera de nature à soutenir les parents dans ce qui demeure une épreuve terrible, et à mobiliser les professionnels dans leur engagement quotidien auprès de ces enfants et de ces familles.

Nous devons gagner ce pari, car il porte en lui l'essence de la société de demain.

Et quand bien même faudrait-il attendre des années pour voir apparaître un sourire ou ébaucher un geste volontaire, ces deux actions, parmi tant d'autres, témoignent de leur appartenance au genre humain, je citerai là **C. HERFRAY** qui, parlant de la mort, disait :

« A la lueur de la veilleuse,
on ne sait pas qui veille l'autre. »

Eh bien, je pense que les polyhandicapés, enfants et adultes veillent sur nous et notre société. ***Veillons sur eux !*** »

13

Individualisation du projet de vie

Avec des personnes aussi singulières, on ne peut pas appliquer une méthode commune à tous.
Il faut prendre en compte chaque individu, son histoire, sa vie familiale et construire un projet sur mesure.

Florence COSPAIN

« Je pensais que les professionnels étaient aussi habitués au polyhandicap, et que l'on allait trouver des solutions adéquates et en fait je me suis aperçue que chaque enfant polyhandicapé a sa particularité et qu'à chaque fois, il faut tout recommencer à zéro parce que les handicaps sont différents, les capacités sont différentes, les âges sont différents et avec les professionnels on réapprend à essayer de s'adapter pour chaque enfant vraiment spécifiquement ; d'où l'importance surtout du projet individualisé.

Chaque enfant " *ordinaire* " étant différent, ils ont pourtant des besoins identiques mais adaptés en fonction de leurs possibilités pour devenir un adulte heureux et bien dans sa peau, et lorsqu'il sera adulte, tout au long de sa vie il continuera d'acquérir des connaissances et bien... il en est de même pour chaque enfant polyhandicapé, ils ont également besoin de cette prise en charge individuelle et adaptée en fonction de leurs possibilités, c'est la raison pour laquelle les parents trop souvent malheureusement doivent se battre pour justifier telle ou telle prise en charge, question que l'on ne se poserait pas pour un enfant " *ordinaire* ". Imaginez une minute un enfant " *ordinaire* " sourd auquel on expliquerait le fonctionnement de l'ordinateur sans appliquer le gestuel ou sans se mettre en face de lui afin qu'il puisse lire sur vos lèvres. Pour un enfant polyhandicapé il faut énormément de temps, de patience et de... " *regarde... c'est pareil* " pour avancer... pour attendre une réponse... pour un enfant " *ordinaire* " non voyant vous ne lui dites pas lorsqu'il

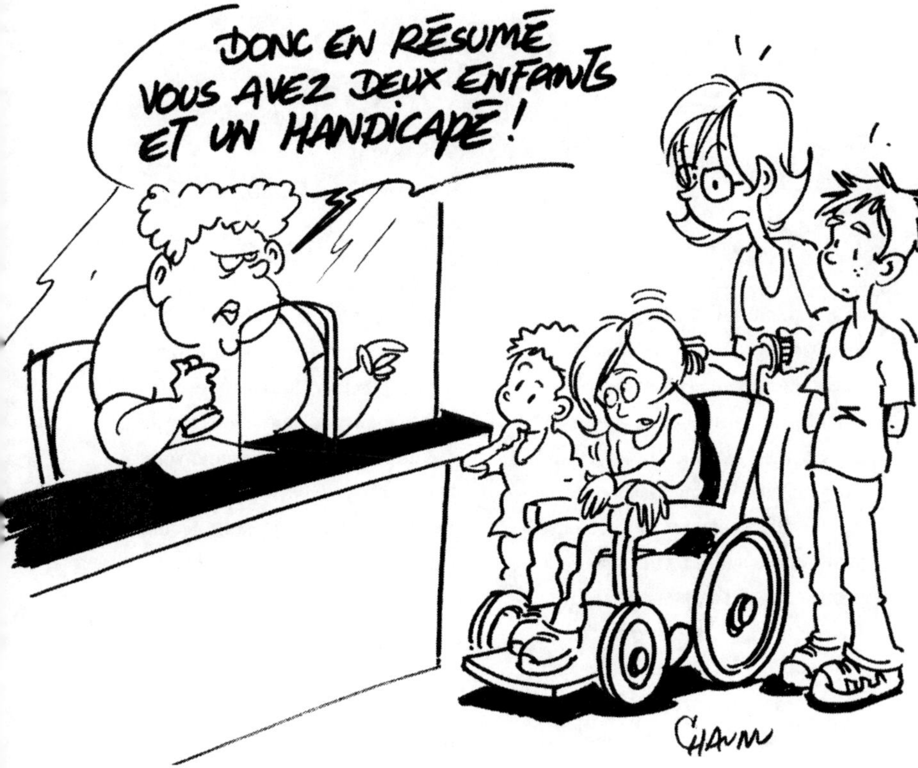
DONC EN RÉSUMÉ
VOUS AVEZ DEUX ENFANTS
ET UN HANDICAPÉ !
CHAUM

arrive dans une pièce inconnue “ *tiens va chercher le pain dans la cuisine* ”, vous seriez outrés… alors il vous faut penser que nos enfants “ *différents* ”, même si, pour vous, cela ne semble pas évident… méritent ces prises en charge individuelles et adaptées, comme ils méritent que ces prises en charge puissent continuer après 18 ans. »

14
Sensibilisation

Il est crucial que nous : parents, professionnels, fassions connaître le polyhandicap. En effet, un public averti saura plus facilement accepter la différence. Une fois les déficiences connues, on appréhende plus aisément la personne et les potentialités. Comment informer, comment sensibiliser ???

Les grands-parents de Charline

« Ce petit message est destiné à vous tous ; professionnels et bénévoles qui s'occupent de nos enfants et petits-enfants. En particulier de ma petite fille Charline, qui grâce à vous, évolue dans un monde meilleur. **On la regarde différemment, sous un autre angle, et ceci grâce à vous, qui vous démenez sans compter, en ayant la rage de vivre, la rage de vaincre, en espérant que les choses évolueront encore et encore, car votre but est de faire accepter ces enfants même s'ils sont très handicapés, ce sont des êtres humains à part entière.**

Mais tant que certaines personnes, ne voudront l'accepter, vous devrez vous battre encore et encore, cependant sachez tous que nous parents, grands-parents, nous serons toujours à vos côtés, **nous ne pouvons nous empêcher de vous dire mille fois *merci*, pour votre courage et votre dévouement, vous pouvez marcher la tête haute de tout ce que vous *faîtes* pour nos enfants et petits enfants qui nous sont si chers.**

Continuez dans ce sens, car nous savons qu'un jour viendra, où vous serez entendu, par dix, par cent, par mille personnes.

N'abandonnez surtout pas, nous comptons sur vous tous et nous vous souhaitons Bon Courage et Bonne Chance pour les prochaines années."

« Les **médias ?** *la peur, la méconnaissance créent l'exclusion. L'année du handicap ? que font les chaînes nationales pour faire une émission sur le polyhandicap ? ce n'est pas un handicap qui guérit, et il y a les taux d'audience. »*

Christine PICHONNIER

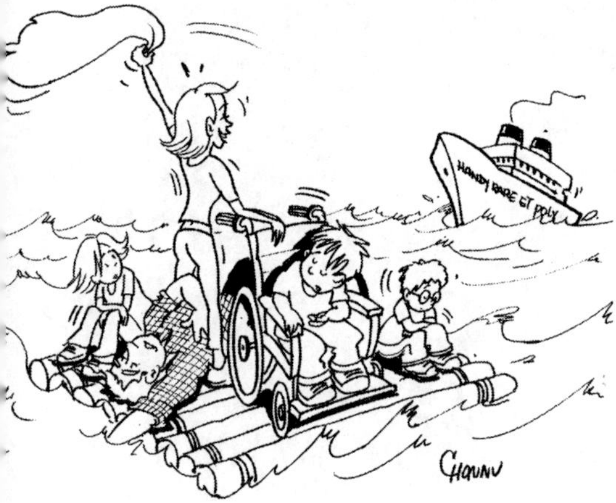

« La rencontre avec l'association s'est faite par hasard, un jour j'ai fait appel à une puéricultrice de l'Orne, pour discuter avec elle de mon fils Lucas.

J'étais très en colère en ce temps là, elle a bien perçu ma souffrance.

Elle m'a parlé d'une association **Handy Rare Et Poly** dans le Calvados qu'elle venait de connaître. Elle m'a donc donné les coordonnées pour que je puisse les contacter.

Plusieurs semaines ont passé sans que je puisse appeler, j'étais dans l'impossibilité de le faire. C'est donc cette puéricultrice qui en reprenant contact avec moi m'a demandé si elle pouvait appeler de ma part ce qu'elle a fait.

Ensuite, c'est la Présidente de l'association qui m'a appelé personnellement, nous avons pu discuter au téléphone et m'a proposé de venir à une réunion.

J'y suis donc allée avec bien du mal à cette réunion.

Suite à cette journée, j'ai pu rencontrer une professionnelle qui a pu suivre Lucas pendant deux ans pour son audition qui était à stimuler.

A ce jour je suis toujours en contact avec l'association, je participe aux évènements, **j'ai pu y rencontrer des familles, il y a des choses que l'on a pas besoin de dire. On se comprend tout de suite, nous avons en général la même souffrance que nous montrons différemment.**

Malgré tout, je me sens très seule au fond de moi par rapport au handicap de mon fils. »

« S'afficher comme parents ou associations qui s'occupent de polyhandicap : cela leur colle une étiquette d'emblée, ce qui s'avère très difficile à vivre, à gérer. Il faut donc accepter de se montrer comme ayant un enfant polyhandicapé, sans en avoir honte ni s'en trouver limité, mais l'afficher clairement. Plus la société aura accepté la place du polyhandicapé, et plus les professionnels suivront facilement. »

15

Pourquoi un statut pour l'adulte polyhandicapé ?

Il existe un statut des personnes handicapées basé sur la compensation qui peut leur permettre d'accéder aux statuts traditionnels.

Les personnes polyhandicapées sont singulières ; aucune mesure compensatrice ne leur permettra d'accéder aux statuts traditionnels (vie à domicile, vie professionnelle, transports...).

Mais elles peuvent être reconnues grâce aux activités socialisantes qui font leur quotidien.

Elles ont une façon exceptionnelle d'entrer en relation avec les autres ; c'est cette qualité qui peut leur ouvrir les portes du domaine social.

Car ***l'absence de statut*** équivaut à une absence de reconnaissance sociale des personnes.

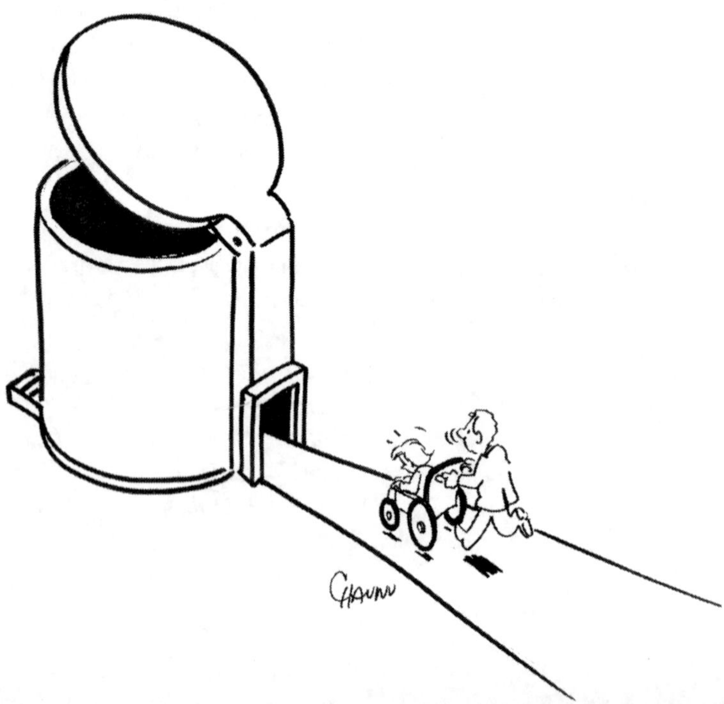

« Il existe, en nombre insuffisant, des structures adaptées au polyhandicap pour l'enfant. Ces établissements (dont le projet est guidé par les annexes XXIV ter) prennent en compte la spécificité de l'enfant polyhandicapé.

Quand cet enfant, devenu adolescent doit vivre en structure adulte, il devient comme par miracle handicapé, il perd la reconnaissance de ses multiples besoins.

Voilà, les fameuses annexes XXIV ter ne sont pas prolongées pour l'adulte. Est-ce parce que sa vie ne vaut pas le coup d'être vécue ? Est-ce parce qu'une minorité non productive n'intéresse pas notre société ?

On croit rêver !!! Ces enfants, ces adultes, sont la chair de notre chair et méritent une vie digne comme tout un chacun. »

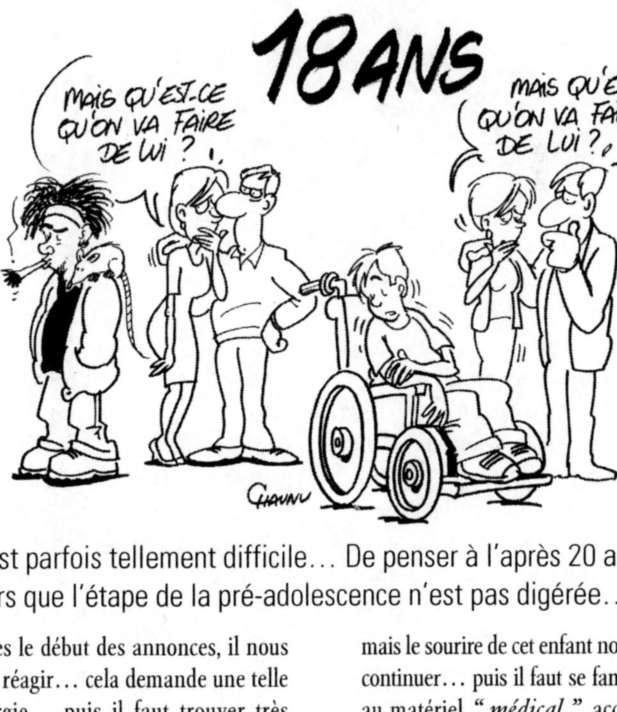
18 ANS
MAIS QU'EST-CE QU'ON VA FAIRE DE LUI ?
MAIS QU'EST-CE QU'ON VA FAIRE DE LUI ?
CHAUNU

C'est parfois tellement difficile… De penser à l'après 20 ans alors que l'étape de la pré-adolescence n'est pas digérée…

« Dès le début des annonces, il nous faut réagir… cela demande une telle énergie… puis il faut trouver très souvent par soi-même comment stimuler, éveiller cet enfant différent, s'adapter à cette " *nouvelle vie* "… le temps passe si vite, on perd déjà tellement de temps à prouver l'utilité d'une prise en charge spécifique et individuelle, à son entourage, aux professionnels… on perd de l'énergie, mais le sourire de cet enfant nous dit de continuer… puis il faut se familiariser au matériel " *médical* ", accepter le fauteuil, la coquille, le lit médicalisé… accepter d'arrêter de travailler… de ne pas avoir de retraite … et là qui peut dire si votre couple tiendra, comment sera votre vie de femme quelques années plus tard… se battre avec d'autres parents, tous différents, et puis sans cesse il faut repartir au combat, éloigner

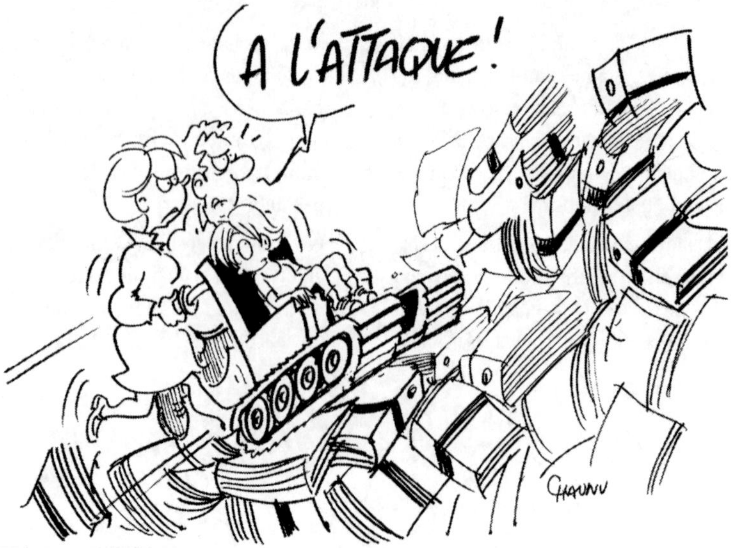

les mauvaises idées… découvrir la pré-adolescence… chose que l'on ne voulait pas voir… que l'on n'imaginait pas avoir un jour à franchir…et le temps continue de passer… et l'on nous parle de maison d'adultes, de statut d'adultes… pourquoi déjà ? parce que le temps passe très vite pour nous parents et que tout projet, tout texte de loi met un temps fou à être voté, être appliqué… on a du mal à franchir nos étapes… sans oublier que nous restons des femmes comme les autres, on a tendance à nous voir comme “ *la mère d'un enfant polyhandicapé ou c'est la maman de… ou elle est fragile…* ”, nous rencontrons dans notre vie de tous les jours les mêmes souffrances de la vie… et on nous demande de nous projeter dans l'avenir, un avenir encore plus douloureux… et pourtant… il le faut, on veut ignorer les parents d'adultes polyhandicapés, on veut les faire taire en criant “ *arrêtez je ne suis pas prête, je ne veux pas…* ” et pourtant… il le faut… il faut repartir pour ce combat là aussi si l'on veut faire bouger les choses avant 30 ans… et c'est en sanglotant, le cœur en lambeaux, que l'on ouvre une oreille, puis la seconde pour écouter les paroles de mamans de “ grands ”… elles ont pourtant raison… c'est maintenant aussi qu'il faut se battre pour l'avenir… alors que l'on désire vivre au jour le jour… on serait tellement mieux sous une couverture à ne plus rien entendre… crier ce mal-être mais personne ne l'entend, sauf ces mamans d'adultes qui nous disent ***“ nous aussi nous étions comme vous… et nous avons perdu du temps, car nous ne voulions pas voir…*** ” alors il faut repartir… trouver l'énergie… ***pour… foncer.*** Et entendre sans cesse.. les parents souffrent… »

16
Leur vie d'adulte

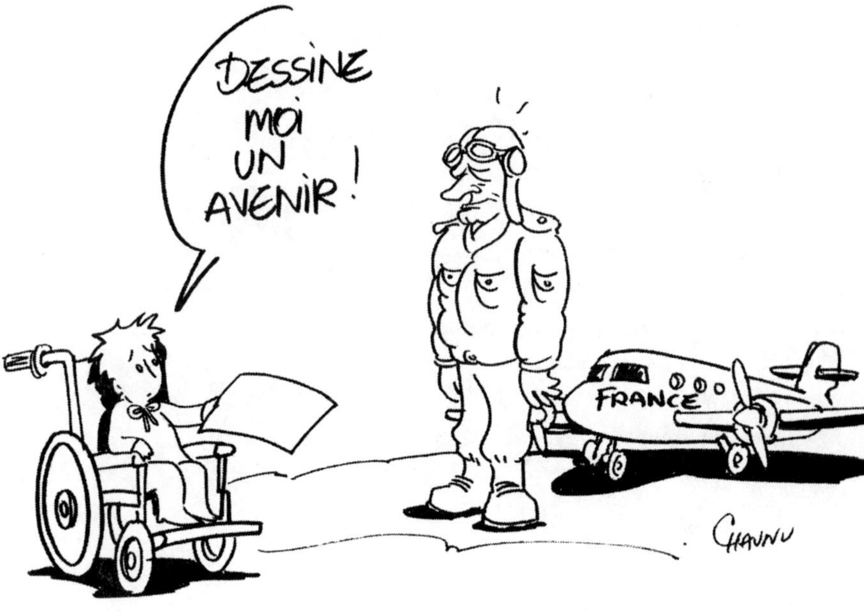

Le départ des frères et sœurs (pour les études ou à l'âge où les jeunes quittent le domicile familial) déstabilise totalement.

Brutalement, on se retrouve seul avec son enfant différent qui, lui ne volera jamais de ses propres ailes – Eh bien oui, on le savait !!!

Mais quand une maison est remplie d'ados qui mettent l'ambiance, qui aident à supporter la réalité grâce à la dynamique déployée, ***c'est brutal. On prend un coup de vieux***, on réalise que l'avenir de ce jeune qui restera dépendant n'aura pas la même couleur et parallèlement, on doit éviter de culpabiliser les frères et sœurs qui ont leur vie à construire ; on se doit de leur montrer que tout va bien…

Encore, encore, faire comme si tout allait bien… pour protéger…

17 Leur aptitude au bonheur

Qu'est-ce que le **bonheur** ?

L'homme est fait pour aimer et ce que l'intelligence ne perçoit pas, le cœur le comprend.

Le **bonheur** n'est pas le monopole des valides !

On peut pourtant se demander comment on peut être heureux avec tant ***" d'emmerdements "*** à supporter.

Nos enfants ont une acuité très développée en ce qui concerne l'affectif, le relationnel…

En position statique dans leur fauteuil, ils sont spectateurs ; leurs sens (qui fonctionnent) acquièrent des performances qui nous échappent. Leur innocence, leur intégrité, leur lutte pour la vie, font qu'ils voient nos petits bonheurs comme de grands bonheurs et nos bobos comme des broutilles.

Ils connaissent et ont accès à ce bonheur après lequel nous courrons ***tous*** !!!

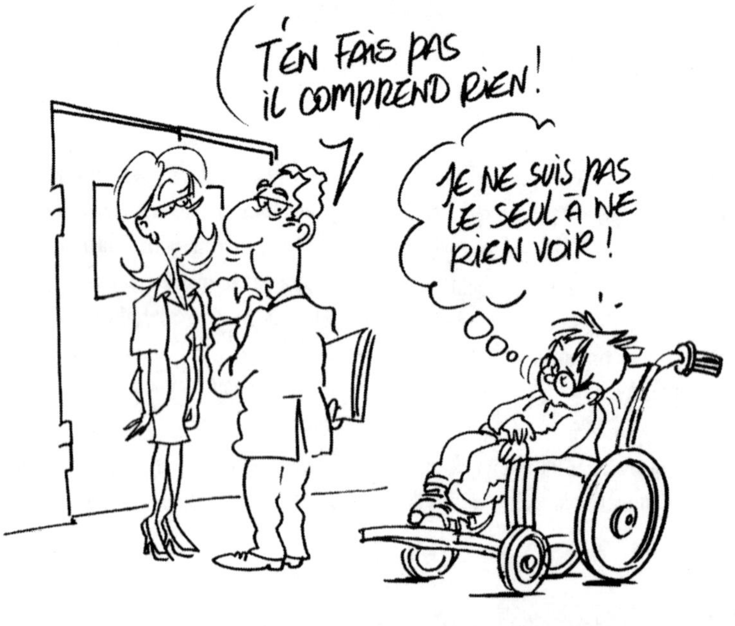
T'EN FAIS PAS IL COMPREND RIEN !
JE NE SUIS PAS LE SEUL À NE RIEN VOIR !

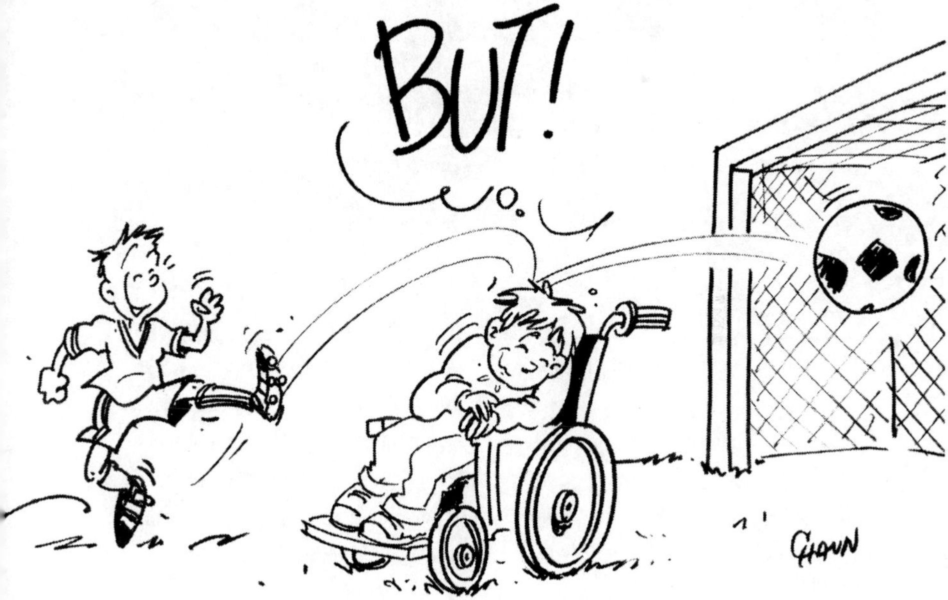

Christelle LEFORESTIER

« Nos enfants sont sensibles à leur entourage ; musique, toucher, lumières ; leur faculté de comprendre beaucoup de choses ; surtout celles qui échappent aux valides, comme notre fatigue profonde, notre tristesse, ce qu'ils nous donnent dans ces cas- là, comme une petite main qui serre plus fort, une bouche qui touche la joue, un “ *arreu* ” un peu plus profond ou un “ *anan* ” qui en dit long. Qu'il montre aussi les moments d'explosion de joies quand c'est la fête ; les éclats de rire pour un jeu de coucou ; une surprise.

Le rire de Vianney nous envoie au paradis à chaque fois. Il faut aussi montrer l'extrême naturel dont font preuve les autres enfants à leur contact et le plaisir de nos enfants à être avec les autres ; et toutes les activités qu'ils peuvent faire. »

18
Les aides techniques et humaines

Elles font obligatoirement partie du paysage de la vie d'une personne polyhandicapée. Les prises en charge, un fauteuil roulant pour se mouvoir, un lève-personne pour les transferts, une tierce personne pour manger…

Christelle LEFORESTIER

« Ce matin, je suis en colère : trop, c'est trop.

Vianney, polyhandicapé de trois ans, est pris en charge par le " *CAMPS* ", formidable pour la psychomotricité. Comme il n'y a ni kiné là-bas, ni orthoptiste, nous allons dans le privé, formidable également. Là où tout se complique, c'est quand nous demandons des séances d'orthophonie. Il y a une orthophoniste débordée qui ne peut prendre Vianney, deux fois la semaine, et on nous ***interdit*** d'aller dans le libéral.

Le directeur nous explique les problèmes de prise en charge financière et nous dit aussi que déjà ***" notre petit garçon fait beaucoup de choses et qu'il faut faire des choix "***. Choix financier ; bien évidemment. Alors, imaginons les économies que pourrait réaliser l'éducation nationale : à 3 ans, un enfant valide pourrait passer des tests, on définirait ainsi ses aptitudes pour telle ou telle matière et ensuite, on ferait des choix : l'un ne ferait que des maths, l'autre ne ferait que du français, et ainsi de suite, certains pourraient même directement travailler… Beaucoup moins de profs et de dépenses… ***Formidable.***

Vous l'aurez compris des choix pour notre fils ; nous n'en ferons pas… »

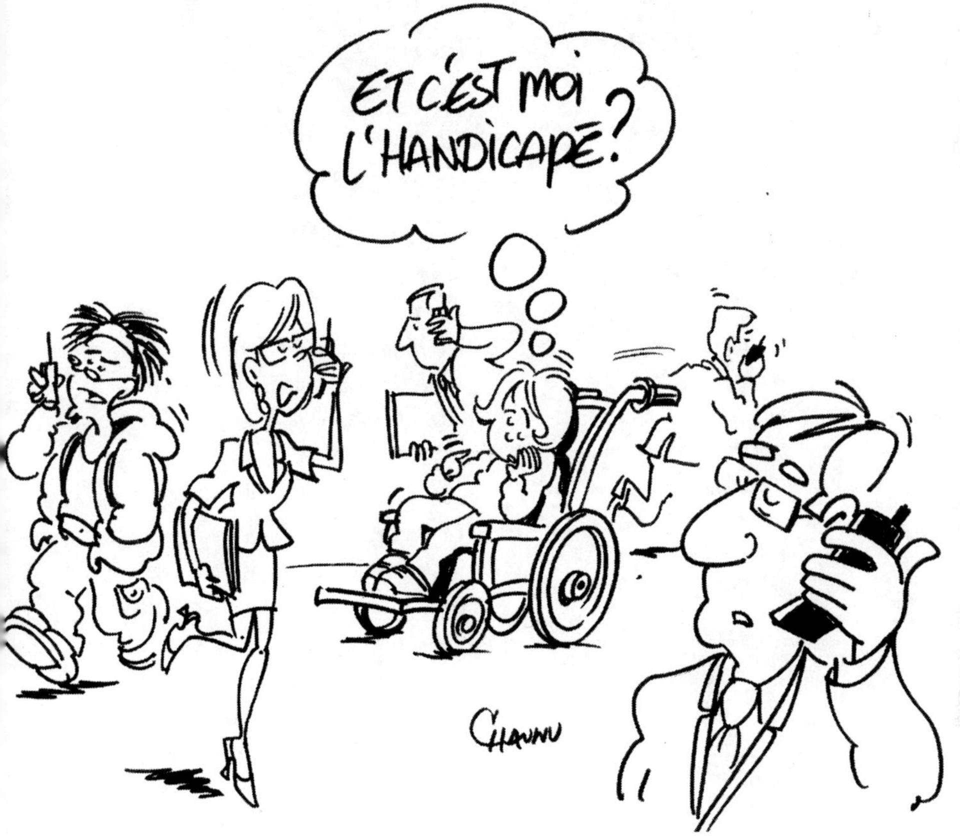

***Bouchons sur la route** : Après 400 km, un bouchon sur l'autoroute – 1/2 heure d'arrêt complet – les gens sortent de leur voiture, il fait très chaud ; ils soupirent, se plaignent, trépignent. **Ma** Manon, coincée dans son fauteuil, enfermée dans le Kangoo (où il fait très chaud, puisque plus de clim) ne se plaint pas – « **elle** est heureuse de partir en vacances. »*

19
Le " combat "

Pourquoi nous parents, devons-nous nous battre sans cesse ! et traîner notre boulet… toute notre vie… La Résilience… dites –vous ???

«Lorsque notre enfant est petit nous devons accepter l'annonce, nous devons nous battre afin de stimuler le mieux possible cet enfant différent, afin de repérer ses capacités et non ses incapacités, pour innover cette éducation toute nouvelle à nos yeux, s'informer, se battre pour une socialisation (car après tout l'enfant commence sa vie avec des gens "*ordinaires* ", avec des frères et soeurs "*ordinaires* "), le regard des autres, l'incompréhension de l'entourage, se battre pour entendre les annonces successives et continuer de vivre… d'assumer, se battre pour une première prise en charge en institution, pour la création de petites structures enfants, se battre pour le respect de l'annexe 24 ter, pour une prise en charge de qualité, se battre auprès des grosses associations qui oublient parfois les parents, se battre pour expliquer le polyhandicap, se battre encore et encore … et pourtant on aimerait tant laisser tomber… *« si on ne fait rien parce que ce n'est pas facile, il vaut mieux aller à la pêche à la ligne et si nous ne faisons pas mieux qu'essayer c'est parce que ceux qui pourraient nous aider ne le font pas. Délibérément. Pour préserver leur petit pouvoir, leur petite influence »* comme le dit un papa.

Pour un enfant "*ordinaire* ", vous pouvez adhérer un temps à une association sportive, école…, les années passent et vous pouvez laisser tomber lorsque l'enfant grandit… mais notre enfant lui restera polyhandicapé toute sa vie et toute sa vie, enfin, nous toute notre vie nous devrons… revendiquer le droit à la reconnaissance de cet enfant que nous aimons… **nous nous battons pour le bonheur des enfants et non pour nous mettre en avant dans la société en tant que parents qui utilisent leurs enfants pour être une personnalité dans cette société…**

Puis à l'âge ou tout enfant "*ordinaire* " prend son envol, nous parents devons continuer sans cesse pour préparer

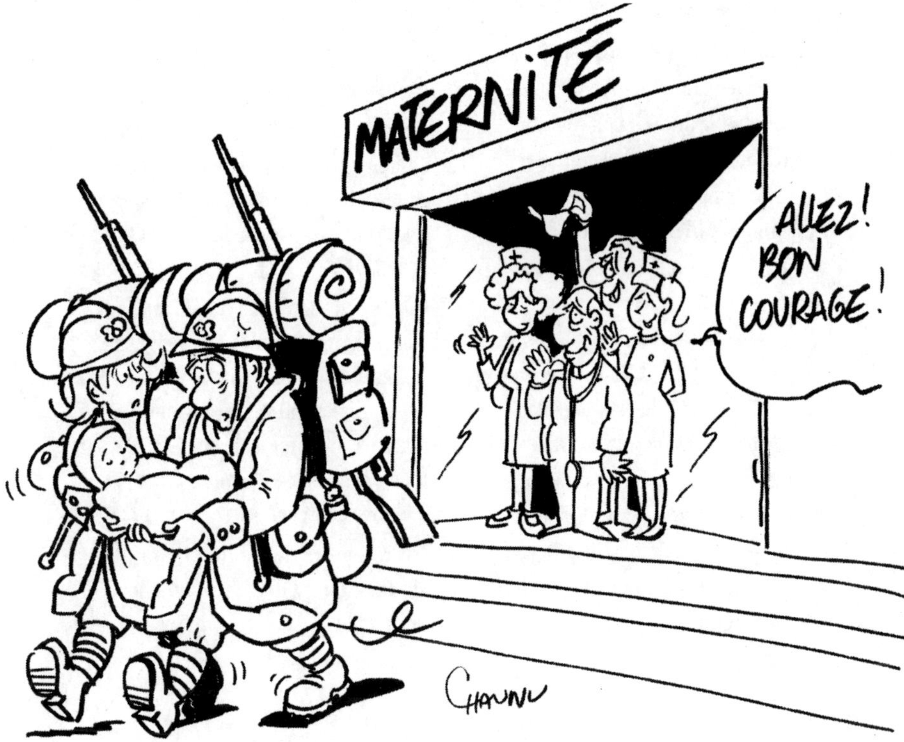

son avenir, pour éviter que la fratrie ne se "*sente*" le devoir d'assumer ce frère ou cette sœur qu'ils aiment, pour éviter que l'enfant devenu adulte ne finisse sa vie… placé en urgences… dans les textes, la vie de l'enfant polyhandicapé se termine déjà à 20 ans… dans les textes il n'existe déjà plus…

Alors on ne peut jamais " lâcher " ; nous parents d'enfants polyhandicapés, nous savons déjà que nous n'avons pas le droit d'être malade, car : pas de relais, personne pour assumer à notre place ; c'est simple, nous ne pouvons pas nous écouter.

« *Personne ne peut imaginer ce que représente leur prise en charge chaque jour même les jours où on n'a pas la frite… et bien même ces jours-là, on doit faire avec, alors que d'autres peuvent se réfugier dans leur lit avec un bon bouquin… nous, parents devenons dépendants de la dépendance de nos enfants* » dit très justement une autre maman ; **les 35 h**, nous ne connaissons pas, **les vacances**, nous ne connaissons pas, **les nuits de plus de 5 h**, nous ne connaissons pas **et pourtant il nous faut être fort sans cesse, nous devons laver, faire manger, coucher cet enfant, cet éternel " bébé "**

que nous aimons si fort, qui nous regarde avec tant d'amour, avec son sourire et on se dit… il faut continuer encore pour ne pas " polyhandicaper " toute une famille, même lever le pied, c'est impossible… surtout en ce moment. Cette année du handicap, avait enfin donné de l'espoir aux familles des personnes handicapées y compris les familles d'enfants et d'adultes polyhandicapés, la tâche étant importante vu le constat de retard pris mais il semble que nous allons devoir encore et encore… déployer le peu d'énergie, (continuer un combat associatif avec des personnes toutes différentes les unes des autres… à prendre sur soit parfois) qu'il nous reste pour que nos enfants ne restent pas de côté.

La société doit tenir ses engagements en donnant des moyens financiers à cette politique. Sinon, à quoi aura servi cette année d'espoir et de travail collectif ?…

Ce n'est pas parce que l'on est maman d'un enfant polyhandicapé, que nous sommes des femmes différentes, nous avons également notre vie affective, notre vie amoureuse, le droit d'aimer, le droit de…changer de vie… ***Mais*** pas le droit de larguer … ***ce*** … ***boulet*** !

Notre société, les politiques ont le choix…*Bercy* doit faire un choix, nous, épuisés nous ne l'aurons pas. »

Les mères

" Être une maman différente donne le droit d'être une femme comme les autres ".

Nous ne connaissons pas les statistiques… Il n'y en a sans doute pas d'ailleurs… ***mais nous savons que souvent les pères prennent la fuite.***

Etre mère d'un enfant différent c'est être mère à 200 %… après, il faut jongler pour être performante dans les autres domaines : les autres enfants, le rôle d'épouse, l'organisation de la maison et j'en passe…

Mais cet enfant, on l'a porté, on l'a aimé avant même qu'il ne pointe le bout de son nez, on se reproche de lui avoir offert une vie si différente ; alors on s'accroche à lui, on devient sa prothèse, on devient son guide…

A quel prix ???

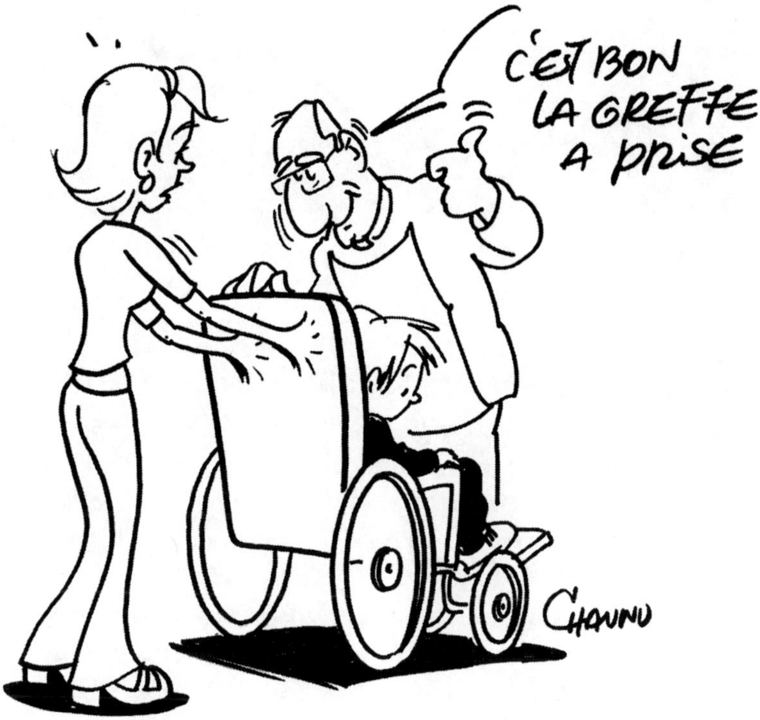

« C'est difficile pour toute une famille de vivre chaque minute de sa journée au rythme du sommeil, des repas, du bain, de la promenade… Trouver un lieu de vacances adapté, pendant ces mêmes vacances trouver un moment de liberté… »

« Nous ne demandons pas à la société de protéger une minorité, mais juste qu'elle soit dessinée et planifiée pour ***tous*** *; par bonheur, on n'est jamais à bout de souffle quant on vit ce drame. On est juste essoufflé de le vivre tous les jours, d'avoir constamment à prouver l'existence de nos enfants. A bout de souffle : jamais car on aime l'humour, l'amour, la vie !!! »*

Christelle LEFORESTIER, maman, enseignante à plein temps et conseiller municipal. **Car : " être une maman différente donne le droit d'être une femme comme les autres. "**

20
Le défi

Nicole LOMPRÉ (philosophe, psychanalyste)

« ***De la déficience au handicap… la société en question.***

L'état de handicap se définit traditionnellement et en droit, en 2 types identifiables et distingués : le handicap physique, le handicap mental. Il suffit ensuite de préciser les déficiences qui relèvent de ces 2 catégories pour obtenir un tableau général propre à recouvrir la réalité du handicap. Organiques, neurologiques, sensorielles et motrices pour l'une ; affectives, intellectuelles et cognitives pour l'autre. Cette classification est des plus simples. Elle présente l'avantage d'être claire et acceptable pour tous. Avantage d'autant plus avantageux qu'il autorise l'Etat à un traitement clair et accepté par tous de la situation de désavantage vécue par les personnes handicapées. Ainsi peut-on – à peu de frais – déclarer l'année 2003 année européenne du handicap, ou encore l'inscrire au tableau des grands chantiers de la Présidence. Tout va donc pour le presque mieux pour les personnes handicapées et, pour l'opinion publique qui se trouve par là bénéficiaire d'un bonus narcissique pour bonne conscience sociale, conforme à la morale politique ambiante.

Qu'il s'agisse de l'intégration des personnes handicapées à la vie scolaire, à la vie sociale, professionnelle, par tous les moyens adaptés à leur condition ; qu'il s'agisse de la mise en œuvre des moyens de facilitation à l'accès au logement, aux transports, aux sports, à la culture, aux services publics, tout le monde des professionnels du social et médico-social, tout le monde engagé par mandat ou par bénévolat, s'affaire dans les pas de l'Etat, à œuvrer pour que toute personne handicapée trouve dans la solidarité sociale, la possibilité réelle d'accomplir son existence, d'exercer activement ses droits de citoyen. Comment ne pas être ***" séduit "*** par cette volonté au plus haut niveau de l'Etat, de garantir aux personnes handicapées leur dignité, leur entière citoyenneté ? L'Etat proclamé " *responsable du handicap en France.* "

“ *En matière d'intégration des personnes handicapées, tout est possible* ” renchérit Mme Boisseau secrétaire d'Etat aux personnes handicapées. Comment ne pas être séduit par les grands axes que Mme Boisseau annonce du futur projet de loi : accès à la cité, ressources financières, simplification des compétences administratives. Séduit oui. Réduit à seulement faire valoir la banale volonté politique officielle, non.

Le défi du handicap est un superbe défi. Pourvu qu'il ne contienne pas en son sein le déni quasi délictueux de l'existence d'une population qui ne peut se reconnaître sous le vocable de handicapée. Je veux parler de la population polyhandicapée qui risque fort d'être cruellement oubliée dans ce contexte où le politique veut l'inscrire coûte que lui coûte, sous le qualificatif de handicapée, simplificateur et réducteur de sa réalité.

L'histoire des destinées sociales réservées aux personnes polyhandicapées par les politiques d'Etat devraient nous appeler à la réflexion, nous appeler à oser une pensée nouvelle, à aborder la réalité du polyhandicap autrement que par la voie de la fragile conscience de chacun. Laquelle nous fait courir le risque de manquer à la “ *plus élémentaire des solidarités sociales.* ”

Si par ses révolutionnaires de 1789, la France a depuis longtemps répondu négativement à la question “ *faut-il tuer les handicapés, les malades mentaux, les déviants* ”; si depuis plus de deux siècles notre nation a pris le pari d'assumer le moins mal possible la différence, il demeure historiquement que dans les années 1950/1960, les personnes polyhandicapées ne bénéficiaient d'aucun accompagnement social. Il demeure historiquement que la nomenclature de la Sécurité Sociale les nommait dans les années 1960/1970 “ *idiots inéducables* ”, “ *arriérés profonds* ”. La nosographie psychiatrique les appelant toujours “ *oligophrènes* ” de *oligo* : petit et de *phrène* : cerveau. ***Petit cerveau !***

Comme si la quantité de matière grise garantissait/sécurisait l'humanité, la citoyenneté. Soyons attentifs aux effets absolument excluants que produisent de nos jours de pareilles qualifications. Peter Singer, militant spéciste propose d'étendre la déclaration des droits de l'homme et du citoyen au singe anthropoïde au prétexte abjecte que “ *certaines personnes gravement déficientes ne pourront jamais atteindre le niveau d'intelligence d'un chien.* ” Soyons attentifs aux fausses bonnes volontés déterminées aujourd'hui à fabriquer de mythiques projets qui devraient faire “ *reculer les frontières de l'inéducabilité* ” des personnes polyhandicapées. Parler des frontières de l'inéducabilité, c'est confirmer la notion d'inéducabilité.

C'est approuver l'appellation non contrôlée symboliquement : "petit cerveau."

Tous les êtres humains naissent libres et égaux en droit et, le demeurent. Les seuls frontières de l'éducable, repérables, objectivables socialement sont celles fixées dans le temps et pour un temps, par le droit.

En 1975, la loi d'orientation en faveur des personnes handicapées ne mentionnait pas le polyhandicap en tant que tel. En 1986, une circulaire circule qui concerne les enfants atteints de handicaps associés. Toujours pas de mention du polyhandicap. Il faudra attendre la refonte des annexes 24 en 1989 pour que s'écrivent dans le texte d'un décret du 29 octobre 1989 ces deux termes associés : enfants polyhandicapés. Dès 1972 le terme de Polyhandicap pour caractériser la population polyhandicapée avait pourtant été proposé. Mais chacun sait aujourd'hui qu'il faut du temps au temps… des mentalités.

Du mythe à la réalité, le concept de citoyenneté convient-il tel quel à la personne polyhandicapé ? Ne convient-il pas que nous nous obligions tous à remettre inlassablement notre pensée en chantier. " *La question du handicap se place au centre de l'intérêt public car elle transforme notre vision de l'humain et du contrat démocratique…* " indique J. Kristéva. Suivons notre regard et constatons qu'à la lumière des différences qui nous distinguent, la citoyenneté ne va pas de soi. Rien ne va de soi dans l'organisation sociale des rapports humains. Tout y oblige à créer les prospectives politiques qu'exige l'avenir. " *J'investis beaucoup sur l'avenir,* plaisante W. Allen, *je compte y séjourner un certain temps.* " Belle sagesse que la sienne tandis que la société flirte avec la tentation de faire silence quant aux besoins essentiels des personnes polyhandicapées. Pour les conditions de leur avenir, la société doit reconnaître par statut singulier, la réalité singulière, absolument originale, in-ordinaire de la personne polyhandicapée. Qu'elle repousse ses peurs, dépasse son ignorance. Il n'y a pas si longtemps les sourds-muets étaient suspectés par l'opinion d'être les représentants du diable : " *ils ne pouvaient diffuser la parole de Dieu.* " Il n'y a pas si longtemps, l'école par ses instituteurs leur interdisait l'usage de la langue des signes. L'imaginaire humain est sans limite. Il a besoin de garde-fou. A quelle folie la personne polyhandicapée qui se présente à notre regard dans toute sa dimension archaïque, dans son incapacité absolue de satisfaire au statut ordinaire de citoyen, même handicapé, peut-elle nous pousser. Tandis que sa vie dépend absolument de notre présence humaine permanente à ses côtés. Garantissons-lui que cette folie ne verra jamais le jour. Ne l'abandonnons pas au danger d'être par nous arbitrairement suspectée d'une faute qu'elle ne saurait commettre.

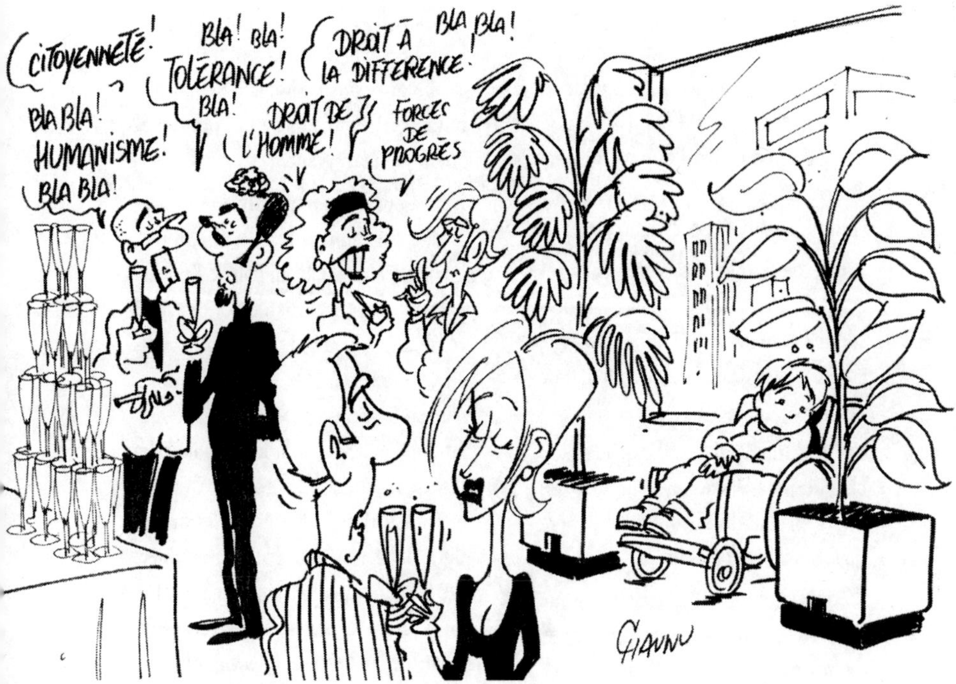
CITOYENNETÉ!
BLA! BLA!
TOLÉRANCE!
DROIT À LA DIFFÉRENCE.
BLA BLA!
BLA BLA!
HUMANISME!
BLA BLA!
BLA!
DROIT DE L'HOMME!
FORCES DE PROGRÈS

Mais qu'il nous dépannerait bien de lui faire porter à certains moments de notre vie de normaux patentés, quand nous confondons, à en souffrir inexplicablement, la valeur de notre existence à celle du CAC 40.

La réalité constitutive de la personne polyhandicapée appelle la société à réfléchir le statut de handicapé au-delà du champ limité de l'utilité sociale immédiate. La personne polyhandicapée appelle la société, l'Etat à la reconnaître telle, à la distinguer en droit, à seule fin de l'inclure réellement dans la communauté sociale, en sa qualité d'être différent à part entière, de ses semblables. La citoyenneté des personnes polyhandicapées ne va pas de soi. Et, les inclure au groupe des personnes handicapées, au prétexte d'une pseudo-éthique politique de ne pas les exclure socialement, est tout simplement absurde.

Distinguer n'est pas exclure. Les distinguer par statut serait leur garantir, qu'elles que soient les subjectivités ambiantes, leur droit à tous nos droits. Ce serait cesser de penser leur réalité avec les concepts de compensation, de réparation, voire de guérison. Les personnes polyhandicapées souffrent de handicaps incompensables, irréparables, inguérissables. Réduire le polyhandicap au handicap, c'est paradoxalement abandonner les destinées des personnes polyhandicapées à l'emprise d'une pensée universaliste qui au final ne pourra lui garantir qu'une extrême solitude, un état d'exclusion absolue.

Privée de parole, incarcérée dans un corps d'extrêmes dépendances, la personne polyhandicapée nous convoque à la protéger des dangers qu'une telle pensée lui fait courir.

La personne polyhandicapée prend chaque jour le risque de mourir des effets en elle de la solidarité pépère que nous lui proposons.

45 000 d'entre elles en France ne bénéficient d'aucune aide d'aucune sorte. 94 % des enfants polyhandicapés ne bénéficient pas de la scolarisation. Et que dire ici du désarroi qui étreint leur entourage dans ces conditions d'injustices sociales avérées ? Combien de parents, de frères, de sœurs ne se remettront pas de l'abandon que notre société leur impose.

De quelle solidarité, de quelle fraternité républicaine se réclament nos politiques ? De quelle pensée de la communauté sociale se réclament-ils ? Pour obliger nos concitoyens polyhandicapés à mourir sous l'égide du handicap ? De quelle pédagogie politique s'inspirent-ils pour si mal faire connaître à tous l'existence de tous ? Il m'arrive d'entendre encore certains d'entre nous désigner les personnes polyhandicapées du nom végétal, de légumes. Méfions-nous de nous. Apprenons à reconnaître nos démons, à ne pas les laisser faire en nous, une politique idéologique tragique.

Parce que la personne polyhandicapée a reçu son humanité de ses parents humains, l'humanité lui doit de l'établir par statut clair et distingué, dans sa communauté. Alors s'ouvrira devant elle, devant nous, la réalité opérante d'une interlocution sociale compétente en droit, obligée par la loi à lui fournir les extraordinaires moyens de son existence, sans condition préliminaire ni de budget, ni de mérite. La destinée de la personne polyhandicapée ne peut être laissée à l'appréciation locale de ses besoins. La sympathie de quartier risque de lui être fatale. Sans statut propre la personne polyhandicapée est morte socialement. Sans statut social, la personne polyhandicapée entraîne dans son sillage désespérant ses proches. Sans statut social propre à la personne polyhandicapée ce sont des milliers de personnes qui se trouvent alourdies de devoirs, au détriment de leurs droits fondamentaux de citoyens ordinaires.

Le premier devoir d'un État n'est-il pas de garantir tous les droits de tous les citoyens. Sans aucune autre raison que celle fondamentalement irraisonnable de la dignité humaine. »

21

Lettre ouverte au public et aux pouvoirs publics

La prise en charge des personnes polyhandicapées ***coûte*** cher ; il s'agit pourtant de préserver leur ***dignité.***

C'est d'ailleurs le devoir de toute société dont la grandeur se mesure en regard de la place qu'elle offre aux plus démunis.

Ces personnes polyhandicapées ont un rôle dans la société simplement parce qu'elles nous font réfléchir sur ***la condition humaine.***

Elles nous interrogent sur les rapports que nous entretenons avec ces valeurs de réussite, de rentabilité, d'efficacité, de paraître…

Nous, parents, le sentons bien dans nos relations de tous les jours.

La société se coupe de plus en plus des exclus et un jour ou l'autre, ça va coûter cher.

Alors que cela ne ruinerait pas notre pays de financer des structures à taille humaine qui puissent répondre aux besoins spécifiques de nos enfants, de favoriser l'intégration sociale tôt dans la vie, de leur prouver enfin que leur vie vaut la peine d'être vécue.

Que fait-on du principe de l'égalité sociale ???

Afin de faire passer un message, un ***ami***, Jérôme a accepté de nous donner quelques exemples :

« ***Les avions handicapés***

En France, sur les grands aéroports, tout n'est pas si mal.

Arrivée en voiture, il faut vite descendre car la police n'aime pas que l'on stationne trop longtemps : plan vigie pirate oblige…

Niveau guichet : trop haut. On me voit à peine : je peux juste regarder le double menton de l'hôtesse d'accueil.

" ah, où va t-on placer ce Monsieur ? Ne vous inquiétez pas, quelqu'un va venir s'occuper de vous ", attente...

Personne, comme d'habitude : je me risque vers la police des frontières…

Soit le portique est trop petit : galère, il faut passer par une porte dérobée accompagné d'une escorte policière.

Soit le portique est aux normes niveau largeur pour le fauteuil et on vous invite à passer : alors là cela sonne de partout…

Comme une attaque d'une banque : et oui le fauteuil est métallique...

" ***Stop***, *restez là, un policier va vous fouiller.* " Rien dans les poches, juste mon trousseau de clés montré à la personne qui s'occupe du portique mais rien n'y fait : ***il ne veut pas comprendre que c'est mon fauteuil qui alerte sa machine.***

Donc on attend le policier pour la fouille au corps. On attend… et l'horaire de décollage approche. On attend…

Encore deux cas de figure : le policier arrive. " *Monsieur, veuillez rentrer dans la pièce pour vous fouiller.* "

Soit la pièce est trop petite pour nous deux et on ne peut fermer la porte ou le rideau : fouille rapide. J'ai même vu un policier me dire sans me fouiller du tout " *Allez c'est bon, on ressort.* "

Ou deuxième cas, la pièce est grande et là on inspecte votre fauteuil comme une voiture pour la révision des 100 000 km : dommage, ils ne font pas la vidange.

Toujours pas en vue la personne qui doit vous accompagner du guichet à l'avion...

Direction l'avion par la pieuvre, dans les grands pays modernes : génial tout est de plain-pied. Arrivée à la porte, le personnel volant est surpris de me voir coucou, me voilà. " *Ha, mais personne ne nous a averti de votre venue* " tiens, j'ai l'air de déranger.

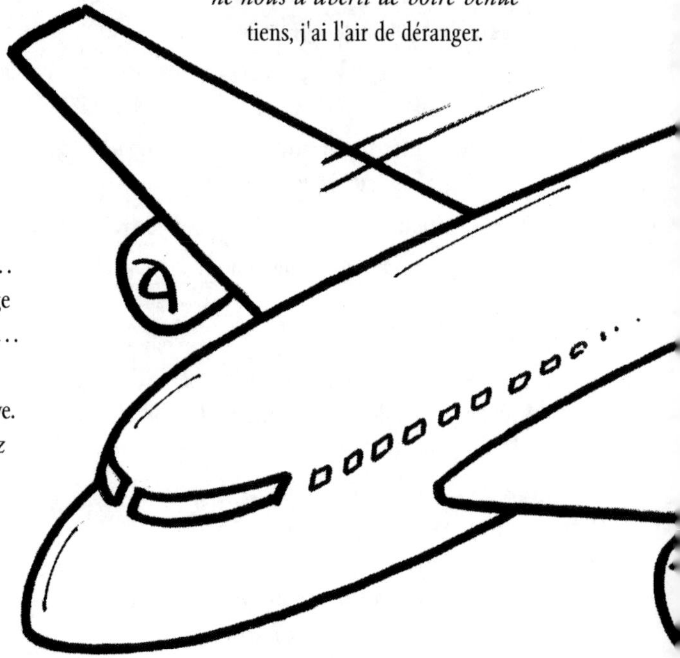

Le chef de cabine arrive, regarde, inspecte, prend le téléphone de bord et passe un savon au guichet : " *pourquoi personne ne nous a prévenu et où est (?) la personne accompagnatrice ?* "

On attend... Enfin, un homme revêtu d'un gilet pour les pistes arrive.

La question qui tue : “ *Vous marchez ?* ” Hé bonhomme, tu ne vois pas que j'ai des baskets pour le marathon de New York !!!

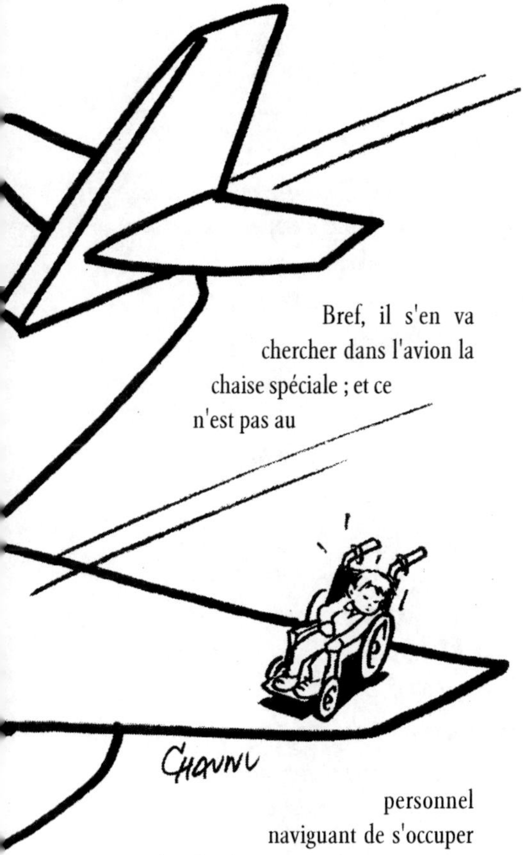

Bref, il s'en va chercher dans l'avion la chaise spéciale ; et ce n'est pas au personnel naviguant de s'occuper de cela : ben voyons !

Chaise contre mon fauteuil, et hop !!! Transfert à se casser le reste de valide car cette chaise est très très étroite pour passer à travers les rangées de l'avion. On est assis comme on peut, on vous passe une ceinture pour bien vous arrimer à ce diable.

Mince, il manque l'étiquette de bagage sur le fauteuil du monsieur pour le mettre en soute : c'est bêta… Téléphone pour que quelqu'un vienne coller cette étiquette et mettre le fauteuil en soute.

Allez, on vous enfourne dans la carlingue sous le regard des gentilles hôtesses et stewards : ils n'aident pas… ils ne sont pas formés pour… juste le brave bonhomme qui doit demander où l'on m'assoit : “ *Placez le monsieur là.* ” Tiens au hasard ?

Quand personne n'est encore monté dans l'avion, on arrive à passer à peu près : il faut bien rentrer les épaules car bonjour les dossiers dans le dos et tenir ses genoux, très important pour ne pas avoir bobo. Mais quand les gentils passagers sont tous debout en train de ranger leurs affaires dans les coffres du haut, alors là, cela se complique : “ *Pardon, excusez, poussez-vous etc.* ” je gêne un peu...

Arrivé à la place désignée, hop, on s'éjecte par-dessus l'accoudoir pour tomber dans le fauteuil les jambes en vrac. Cela demande un peu de force physique.

Car forcément, on ne vous a pas placé dans la(les) rangée(s) où l'accoudoir du premier fauteuil se lève : eh oui, il faut savoir que dans tous les avions de ligne certains accoudoirs de sièges se lèvent : très important pour la suite. Et les jambes, vous devez les ramasser et les ranger contre le dossier d'en face ***car là non plus*** on ne vous place pas, sur certains avions, là où vous pouvez étendre vos jambes : généralement face au " *cinéma* ". Enfin vous voilà assis. Soit vous êtes le premier à être assis dans votre rangée et là les gens sont obligés de vous enjamber pour s'asseoir.

Et hop une première personne et hop une deuxième personne : pour peu que se soit une femme soit en jupe ou en robe... je vous laisse deviner.

Le plus drôle, en prenant l'avion vers 3 h du matin, premier placé et à moitié endormi, essayant de lire, la foule des gentils passagers arrive...

J'essaie de bouquiner et deux personnes ayant rangé leurs bagages à mains dans le coffre au-dessus de ma tête restent collées contre moi pour laisser passer les autres passagers. Le temps s'éternise et une dame, très gentiment me demande de me lever, pour s'asseoir à côté de moi.

Surpris par la question, je rappelle qu'il est 3 h du matin, je lui réponds ***" non "*** et replonge le nez dans mon bouquin.

Le couple me colle toujours... Monsieur me demande " *Pardon, pouvez-vous vous lever ?* "

Et moi, abruti ***" non "***. Ils restent toujours à côté de moi et le temps passe... Madame insiste toujours poliment " *Pardon, pouvez-vous vous lever ?* "

Eh là, je réalise qu'ils désirent tout simplement s'asseoir... " *Pardon, mais je ne peux pas me lever, handicapé, etc.* " eux en plus gênés : j'étais confus.

Madame m'enjambe d'abord, vue sur la culotte, Monsieur après. Et pendant le voyage, 5 h de vol, tous les deux, deux fois direction toilettes pipi : c'est très agréable.

Bref tout le monde en place : prêt à décoller. ***Et là, le top***, la chef de cabine me demande mon billet d'un air suspicieux...

- " *Monsieur, excusez-moi, mais je crois que vous n'êtes pas assis à la bonne place.*

- *Pardon mais c'est vous qui m'avez placé ici.*

- *Oui mais vous ne pouvez pas rester à cette place car vous êtes sur une rangée à côté de la porte de secours.*

- *Oui et alors ?*

- *Bien, voyez-vous, il faut 3 personnes valides pour ouvrir la porte en cas d'urgence, règlement oblige.*

- *Mais c'est vous qui m'avez placé là et où se trouve ma place normale ?*

- *Au bout de l'avion, Monsieur.*

- *Et comment voulez-vous m'y mettre maintenant que tout le monde est assis et que la personne avec sa petite chaise est partie ?*

- *On va vous porter.*

- *Pardon, vous voulez me porter avec vos petits bras par-dessus 200 personnes, vous rigolez ?* "

La chef de cabine n'est pas contente... elle va vers le premier téléphone de bord et appelle le commandant. " *Un handicapé grincheux est assis à coté de la porte de secours et ne veux pas bouger, que dois-je faire ?* " Je comprends que le commandant de bord lui ordonne de me déplacer : elle revient à la charge en m'expliquant que ces places sont réservées à 3 personnes valides pour ouvrir la porte de secours. Je lui rétorque, qu'avec mes bras et épaules, tout seul, je n'ai pas besoin de mes jambes pour tourner la poignée et ***que je ne bougerais pas maintenant que je suis assis.*** Nouveau coup de téléphone au commandant : que l'avion ne décollerait pas sans m'avoir déplacé ! Je ne suis pas un paquet de linge sale que l'on déplace à l'horizontal par-dessus 200 personnes.

Un bras de fer s'engage. La chef de cabine ne sait quoi faire devant ma détermination : Mince c'est de sa faute, qu'elle assume. " *Commandant, c'est un fou furieux, il ne bougera pas.* " Et on a décollé.

Dans certains aéroports, le standing n'est pas de mise : il n'y a pas de "*pieuvre*", juste une passerelle à 45°. Pour descendre, comment faire ? Pas de panique : on appelle 2 techniciens de surface pour vous arracher au siège de l'avion en priant que votre pantalon ne se prenne pas dans ce foutu accoudoir et hop direction la sortie. Quelle surprise : que c'est haut un 747 ! Et en plus, les deux techniciens sont Laurel et Hardi : un petit et un grand. Les pauvres vous attrapent comme ils peuvent : mes deux bras autour de leur cou et eux, leurs bras sous mes cuisses. Allez, on oublie la hauteur et on essaie de descendre à trois de front. Je le sens mal et je leur explique calmement que le premier qui glisse ou loupe une marche, j'entraîne tout le monde avec moi bien fermement, histoire de les rassurer.

Le steward, nous regardant faire, me souhaite un bon séjour... Je lui demande de nous aider, sentant que l'on glissait. D'une réplique, il me fait savoir qu'il n'a pas autorité ni les compétences pour nous aider et moi le menaçant lui rétorque que si je tombe j'aurai les compétences à remonter la passerelle sur la force de mes bras et à lui casser la gueule : du con.

Ha aussi, très rigolo, vous arrivez au guichet : "*Monsieur est handicapé, on va bien vous placer, en première vous serez mieux*". Plus d'une heure d'attente car il faut regarder les places libres ou voir comment déplacer des passagers sur l'écran d'ordinateur : Je n'en demandais pas tant. Tout content que l'on soit bichonné, arrivé dans l'avion, la gentille hôtesse s'émeut devant mon billet et m'explique d'un air désolé que la place donnée au comptoir est ***au premier étage*** du 747 et qu'il est bien sûr impossible de vous porter dans le petit escalier en colimaçon... Bref, elle doit voir ou il reste de la place au rez-de-chaussée et décaler des passagers dont certains râlent mais j'ai l'habitude... »

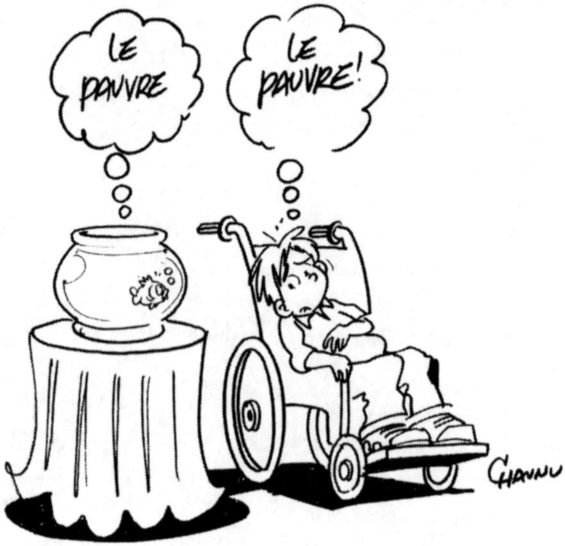

Avec les témoignages de :

Mesdames Mylène LEPEUTREC (journaliste), Anne-Marie NICOLAS-BESNIER (maman), Christine PICHONNIER (maman), Christelle LEFORESTIER (maman), Nadine LESAGE (maman), le Professeur Annie BAROIS (Garches), Florence COSPAIN (maman), Flavie (étudiante), Nicole LOMPRE (philosophe, psychanalyste).

Messieurs Charles CORLET, Jean ROCHEFORT, Yves DUTEIL, Bernard GOULEY (écrivain), Frédéric RAIMBAULT (papa), Dominique LEFORESTIER (papa), Gérard NGUYEN (papa, Association Quelque Chose en Plus, Vaucresson et Rett Syndrome Europe), Bernard THOMASSE, président CPAM, Francis ROQUE (papa et Président de Adepo), Eric JONET Directeur d'Établissement, Pierre REMADI Inspecteur de l'Action Sanitaire et Sociale, DDASS du Calvados, le professeur François LEROY (CHU de Caen), Philippe GAUDON (professionnel du médico-social), Jérôme BRUNEAUX,

Les grands-parents de Charline

Extraits des actes des congrès organisés par l'association **Handy, Rare et Poly.**

9 bis, rue Saint-Germain, la Maladrerie
14 000 CAEN - Tél. : 02 31 74 07 08
E-mail : handy.rare.et.poly@wanadoo.fr

Maquette : IMAGE *in* FRANCE - CAEN - 02 31 23 16 16
Impression : Corlet Numérique - 14110 Condé-sur-Noireau
Achevé d'imprimer en février 2008
N° d'Imprimeur : 47660 - Dépôt légal : février 2008
Imprimé en France